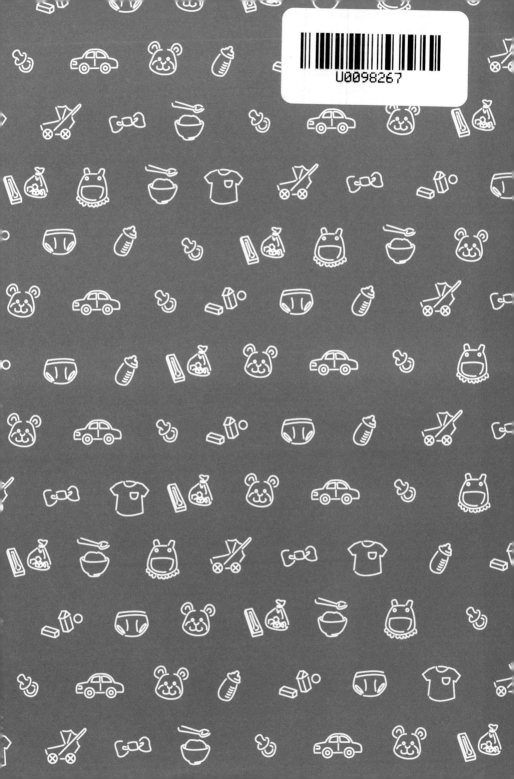

# 新手父母輕鬆育兒沒煩惱！

作者——
許登欽醫師

　　兒童是國家的未來與命脈，政府對兒童健康一直都非常重視。台灣因為社會經濟繁榮，醫藥衛生進步，兒童的健康跟以往比起來有大幅的提升，例如嬰兒死亡率從 1970 年的千分之 16.9 降至 2006 年的千分之 4.6。嬰幼兒的存活率提高了，我們就要更注意兒童的身體健康，生活品質及心理發展，尤其在 21 世紀台灣兒童的健康還面臨很多新的挑戰。

　　以往每名婦女生育子女的總數有四名以上，從 1990 年代以後就急遽滑落，使台灣成為超低生育率的國家，目前每名婦女生育率為 1.12 名子女，在全世界排名最後，代表現在台灣少子化非常嚴重。

　　投入職場的婦女越來越多，從 1980 年代的 39.3% 到現在 48.1%，致使台灣晚婚的現象愈來愈普遍，男女初婚年齡由 27.6 歲及 23.8 歲，到 2012 年變成 31.9 歲及 29.5 歲，愈晚結婚就愈晚生育或減少生育，這對我們下一代孩子的質與量也有直接的影響。

　　更值得注意的是台灣離婚率也漸漸提高，從以往每千對夫妻離婚率為 0.8，到現在約千分之 2.7，所以我們的孩子是在單親家庭中長大的比例高達 7.7%。這些問題使得家長對孩子的健康及對孩子的照顧充滿不確定感，更讓大家壓力大到不敢生小孩。

　　許登欽醫師適時地扮演了解除家長焦慮，安撫家長心情的角色。寫了這一本好書，希望提供正確的觀念給家長參考，以減少大家的耽心。

許醫師是我的學生，從他還是學生，到投身我建立的長庚兒童醫院做小兒科住院醫師、總醫師，直到主治醫師。一路走來，我感覺到他對專業的專注，更對病患及家屬充滿愛心。

本書詳載了新手父母所有想要知道的訊息，包括新生兒要怎麼照顧，嬰幼兒要怎麼餵食，寶寶在發育過程中會遇到什麼重要的問題，小孩子生病了要怎樣照顧，現代兒童常見的過敏疾病，還有比生長更重要的智能發展要注意，最後是維繫親子關係很重要的有關孩子教養的課題。

這是一本內容豐富、觀念最新的育兒書籍，我很恭喜許醫師完成了這本書，也很推薦所有的新手家長，都應該擁有這本書，讀完之後一定會有很大的收穫。

行政院衛生署副署長 林奏延

林奏延 醫師

-------------------------------------------------------------------

小朋友口中的林爺爺醫師，擁有一頭慈祥的白髮，最具愛心與親和力。曾任長庚兒童醫院院長。曾任台灣兒科醫學會理事長、台灣感染症醫學會理事長，現任行政院衛生署副署長、長庚大學醫學系教授。是小兒科界的資深前輩醫師，極為大家所尊崇。

　　投身在小兒科的領域轉眼間已經 12 個年頭了，從學生時代在大醫院學習開始，照顧的多是病情嚴重的孩子，直到自己身為主治醫師以後才是真正面對"日常生活中"的家長與兒童，需要解答的問題是孩子平日「教」與「養」的點點滴滴，這其間的差異是很大的。在這幾年我與家長互動的過程中，我發現，出生的孩子少了，每個孩子都是父母很重要的寶貝，孩子的任何風吹草動都會使父母感到焦慮，為人父母的不但要努力給孩子最好的食衣住行育樂，還要努力從各方攝取養育小孩的知識，婆婆媽媽、街坊鄰居、親朋好友、書籍網路，都是諮詢的對象，於是知道的不是不夠多，而是弄不清楚資訊的對錯與真假！我覺得我有責任告訴這麼用心的父母親們更多更正確的兒科知識，也應該設法破除大家的育兒迷思。於是在凱特出版社的邀約之下我欣然願意掏心掏肺、全心全力的寫好這本書，期望能將正確的育兒觀念分享給所有的爸爸媽媽，讓大家輕鬆育兒，沒有煩惱。

　　我在健兒門診看診的時候，發現家長們關心的問題都很類似，例如寶寶餵食的奶量與頻率要怎麼樣才好？大孩子的偏挑食要怎麼辦？寶寶呼吸道的怪聲音特多，常常因而帶去看醫生又吃了不必要的藥？寶寶臉上長了各式各樣的疹子，熱疹、青春痘、脂漏性皮膚炎等等卻常被誤指為過敏！新生兒正常就是肚子鼓鼓的，家長卻耽心寶寶是否因脹氣而哭鬧。這些問題我希望在書中做一完整的描述，您以後就不會再煩惱這些事了。

　　我發現大多數的家長會注意孩子的身高體重，但很少注意到孩子的「發展」，我在書中也用了很大的篇章告訴您要注意孩子的粗動作發展、精細動作發展、語言發展、構音異常，以及自閉症和過動症的症狀等等，希望有潛在問題的孩子能早一點被發現，早一點接受治療！

您會發現我在文章中苦口婆心的請大家好好思考，小朋友生病時該怎麼吃藥，因為我看到坊間太多只為生意不為孩子健康著想的處方箋，其實我是很難過的，孩子感冒需要吃那些藥嗎？孩子發燒時要怎樣才不會緊張亂投醫呢？您知道兒科的小病人們生病時有九成是不必使用抗生素的嗎？您可知道這樣用下去，對全國兒童將會是一個災難嗎？所以我懇請您仔細閱讀我在孩子生病了該怎麼照顧的章節裡所提到的觀念，回過頭來審視我們給孩子吃的是什麼藥，有沒有必要？事實上藥物不能解決孩子的病，用心才是正途。

　　過敏的問題也深深困擾著家長們，文章中我寫出最新的研究數據來告訴您要如何處理孩子的過敏症，以及提供您最新的預防與保養之道。最後一章節的內容也是我最在意的，就是親子關係與教養的問題。因為社會型態的改變，大多數的家庭是雙薪小家庭，父母子女每天相處的時間短暫，這就衍生了親子之間情感連結的問題，隨著 3C 產品的侵入我們的生活，可能使得親子關係更為疏離，更多衝突；陪伴孩子長大，我們做父母的也要成長，因為親子關係是維繫孩子自信、品格、價值觀 一切的基礎，我在文中也寫到要如何增進親子關係與手足情感，相信能對您的家庭關係有些啟發。

　　花了一年的時間，撰寫了這本近十萬字的醫療照顧及教養書，若能幫助您看了之後，在有正確的觀念支持之下，更能以放鬆的心情享受這段養兒育女的人生精華，這就是我在此深切的期望與祝福了！

財團法人恩主公醫院兒科加護病房主任　　許登欽 醫師

## 目錄

## 疾病篇　疾病照護有方法

## 過敏篇　關於過敏三二事

## 教養篇　孩子教養是關鍵

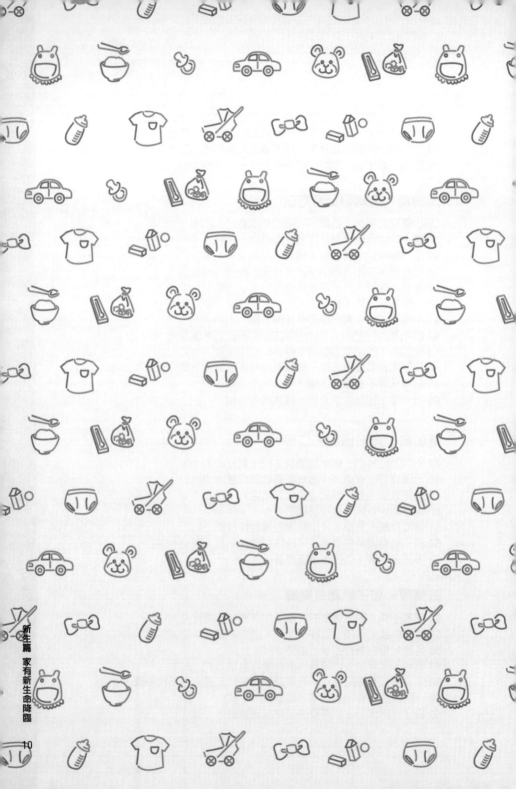

新生篇

# 家有新生命降臨

## 新生兒初到來有什麼注意須知

　　寶寶從醫院返家後一定會讓家裡洋溢著一股幸福喜樂的氣氛，但新生兒總是會讓爸媽手忙腳亂，因為他那麼小，要很謹慎地把他抱在懷裡、捧在手心，好像稍不留神就會把他打破似的。所以寶寶的一舉一動隨時都牽動著父母的心，爸媽的眼睛也是一刻都不敢離開孩子，所以舉凡寶寶的呼吸、活動、飲食、排便、哭泣、睡覺……等，父母多希望能跟寶寶心靈相通，知道他在想些什麼、需要些什麼。本章節替大家詳解照護新生兒容易遇到的狀況，相信大家看了這個章節之後一定能大有收穫，知道寶貝真正的需要，擁有正確的育兒觀念。

# 你知道嗎？每位新生兒都可以免費做聽力篩檢

## 小兒聽力障礙莫輕忽

　　新生兒出生後，父母最關心的莫過於寶寶是否健康，但新生兒先天性聽力受損發生率其實就高達千分之三。以台灣一年有二十萬個新生兒來計算，每年誕生的聽力異常寶寶就有六百個之多。目前全國兩千三百多萬同胞中的聽障人口總數約佔十二萬人，各位家長千萬不可輕忽。這些孩子如果儘早接受治療，將來他們的聽覺、語言能力發展就可以回歸接近正常人的程度，這樣日後這些孩子才能夠進入普通學校就讀，也更能夠融入社會，長大後不管是在人際關係上或是在求職就業上都能得到與正常人一樣公平的待遇。

　　研究發現，雙側聽力受損的嬰兒如果到六個月以後才診斷出來，在語言發展將會比一般人遲緩；如果拖到三歲以後一直都沒有接受語言刺激的話將會造成永久聽覺發展障礙，當然就成為聾啞人士了。

## 出生三個月是關鍵期

　　有鑑於此，政府決定從民國 101 年開始，將新生兒的聽力篩檢調整為全面免費，篩檢是用ａＡＢＲ（自動聽性腦幹誘發電位反應儀）的方式做檢查，原理很簡單，就像將小寶寶戴上小耳機，放出滴答聲，透過接受器顯示出來的腦波就可以馬上看出寶寶的聽覺迴路是否正常，大約 20 分鐘就檢

測完畢並可得知結果了。此項篩檢準確度很高，可以判讀出九成以上的聽力異常寶寶，而且只要在新生兒出生後 24 小時就可以施行，各大醫療院所都有提供這項服務喔！

　　每個新生兒都應該在三個月大前診斷出是否有聽力受損，有聽力異常的寶寶都必須在六個月大前接受適當的治療才可以，屬於聽損高危險群的新生兒，更要特別注意！例如有聽損家族史的孩子、先天性子宮內感染的新生兒、出生體重小於 1500 克、使用呼吸器很長一段時間的早產兒、出生時有缺氧情形、出生後黃疸高到需要換血的程度、顱顏外觀異常的孩子 等等。另外有些後天因素也會造成聽力損傷，例如：得到細菌性腦膜炎，或是反覆中耳炎及中耳積水等狀況，都要特別留意有沒有影響到聽力。還有一個常被忽略的是：寶寶的主要照顧者是聾啞人士，這些孩子因為接受語言的刺激很少，所以也是屬於語言發展遲緩的高危險群，必須要及早轉介，尋求社會資源來幫助這樣的孩子。

## 尋求專業治療

　　有一些小朋友出生時並沒有做過聽力篩檢，家長也不確定孩子有沒有聽力問題，到了長大的時候才發現他看電視要轉很大聲、他講話也很大聲、叫他要叫好幾遍他才聽見、對聲音的來源搞不清楚、聽電話喜歡用特定一邊耳朵聽、後來甚至有語言發展遲緩的情形 等等不正常的表現，如果有這些情況一定要帶小朋友到大醫院做進一步檢查才可以喔！找出聽力異常的寶寶下一步就要接受治療，依孩子聽損的程度及單耳或雙耳，可以給予聽能復健，配戴助聽器，或裝置人工電子耳等等，使他們日後求學及工作上能像一般人一樣，是一件很重要的事喔！

# 出生一星期就解血尿，
# 難道是有什麼疾病？

## 尿酸結晶並非血尿

這個情形多半發生在寶寶出生的第一週，首先請家長不用著急，這其實是一個小小的誤解。仔細看，那紅色的「血尿」，其實是橘紅色像砂子一樣的東西。

你如果有興趣，可以把這包「血尿」放到冰箱裡去，等它完全乾燥之後再拿出來看，就是一粒一粒細細的結晶物，這其實是尿酸的結晶。

在正常的狀況下尿酸可以從腎臟被過濾出來，被濾出的尿酸有 98% 在近端腎小管會再被回收回血液中，只有 2% 會被從尿液排泄出去，但新生兒腎小管功能還不成熟，無法回收大部份的尿酸，使得寶寶排出的尿液中含有高濃度的尿酸，這時候如果尿中的水分也偏少的話，自然尿酸就會結晶出來了。

## 腎功能尚未成熟

在寶寶出生的第一週往往吃得不多，尿量自然偏少，所以就容易出現結晶尿，這是常見的現象，也不代表寶寶有脫水的情形，只要慢慢把奶量增加上去，等寶寶的腎功能日漸成熟後，就不會有這種現象了。

真正的血尿其實在肉眼看起來並不是鮮紅色的，而是像茶一樣的顏色，新生兒如果會血尿，多半是發生嚴重的疾病，例如出生不順利，新生兒缺氧休克後引起腎小管壞死、腎靜脈栓塞的問題，或嬰兒有先天性腎臟結構異常，例如多囊腎、腎腫瘤的情形。

　　另外，大一點的孩子當發生尿道感染、尿路結石或腎絲球腎炎的時候也都會有血尿。這些狀況在正常的健康寶寶身上是一定不會發生的，各位家長不要太眈心啦！

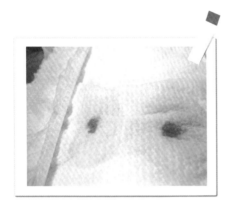

尿酸結晶不是血尿，家長不必過度擔心！

# 幼兒健康檢查不是
# 只有打打預防針而已！

## 健檢到底在檢查什麼？

　　我的健兒門診因為是在假日的緣故，不必上班的家長的確要花不少時間在候診上面。曾經有兩種極端的情況令我不知道該如何回答才好。一種是阿公阿媽問：「不是就打針嘛，怎麼還要看半天，怎麼不趕快給他打一打就好了？」另一種則是新手爸媽在我幫他們的寶寶從頭到腳仔細檢查過後問說：「啊？這樣就好了喔？怎麼沒有做超音波？」

　　其實兒童預防保健提供的服務包括身體檢查、發展評估、問診及衛教等項目，打針只是附帶的一個項目，並不是最重要的部份。到醫院看診並不是只是為了打個預防針而己，更重要的是寶寶的身體檢查及發展評估。

　　醫師在做檢查的時候主要是用視診、聽診、觸診，還有醫師自己的經驗替小朋友檢查他的一般外觀、皮膚、頭、眼、耳、鼻、口腔、頸部、心臟、腹部、生殖器、肛門、四肢及髖關節等等，並不需要靠Ｘ光或超音波等儀器。當然啦，如果醫師在做身體檢查的時候有發現異常，需要藉助儀器做確認的時候，他就會再安排進一步的檢查。

　　我要強調的是，照顧小嬰兒除了注意他的身高、體重、頭圍等生長狀況以外，其實更重要的是他的發展有沒有正常。

我們可以把嬰幼兒發展分成四個大項：1. 粗動作、2. 細動作、3. 語言、及 4. 人際關係；我列出一些重要的項目給大家參考，可以幫自己的寶寶做檢查：

| 粗動作 | |
|---|---|
| 一個月 | 平躺或俯臥身體不完全貼地。 |
| 兩個月 | 扶著胸部可坐起來，俯臥抬頭 45 度。 |
| 四個月 | 扶著腰部可坐起來，趴著時可用雙肘撐地將頭抬離地面，練習翻身。 |
| 六個月 | 平躺握住嬰兒的雙手拉坐起來，嬰兒的頭不會一直後仰，坐著時自己用兩手撐住地板可以不倒，大人扶著腋下嬰兒可以站得很挺，而且雙腳還可動來動去，手臂關節或腳踝關節不會有僵硬的感覺。 |
| 一歲 | 拉到物體可以自己站起來，扶著家俱可以移步，放手可以站一下子，將要跌倒時會伸出手保護自己，大部份時候走路時都不會踮腳尖。 |

| 語言 | |
|---|---|
| 一個月 | 每個新生兒都要做聽力測驗。 |
| 兩個月 | 嬰兒會發出ㄤ、ㄍㄨ的聲音。 |
| 四個月 | 嬰兒會與你互動，聲音更多種，語調更豐富，高興時還會大叫。 |
| 六個月 | 有聽力異常者應開始接受治療。 |
| 一歲 | 說出的 baba、mama 是有意義的，聽到有人叫他的時候會喊「有」。 |

## 精細動作

| | |
|---|---|
| 一個月 | 眼睛可注視眼前的物體。 |
| 兩個月 | 眼睛有注視及追視的能力，手掌可以張開。 |
| 四個月 | 將手搖鈴放到寶寶手中，他可以握住並搖動。<br>寶寶雙手可以自動移到身體中線握在一起。 |
| 六個月 | 蓋臉試驗：用小毛巾蓋住寶寶的臉，他會用手把毛巾扯掉。 |
| 一歲 | 玩具可由一手平順的換到另一手。<br>會用食指及拇指尖捏起小東西。 |

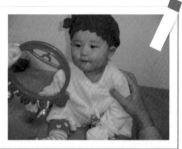 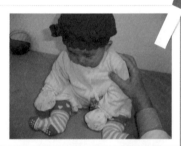

六個月的寶寶物品在面前落下會探頭尋找，代表理解物質不滅定律的道理。

## 人際關係

| | |
|---|---|
| 一個月 | 對人臉表現出高度的興趣。 |
| 兩個月 | 逗他會微笑。 |
| 四個月 | 自動地對人微笑。 |
| 六個月 | 有人叫他的時候會轉頭，看到主要照顧者就很開心。 |
| 一歲 | 會玩躲貓貓的遊戲、有默契地配合大人唱兒歌、可以聽懂帶有手勢的命令、 看到陌生人會害怕、與主要照顧者建立起安全型依附行為、不會對外界事物不理不睬。 |

此外，我發現帶孩子來健兒門診的家長看到寶寶身高體重達到高標的總是很開心。不過有個重要的觀念是：體重與身高必須等比例同步成長，寶寶若是一直胖下去是不行的。嬰幼兒過了２歲之後應該要開始注意他的體重，以免將來比較會有高血壓、高血脂的問題，這點家長要多留意喔！

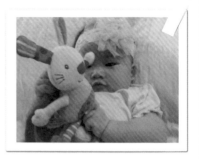

四個月的寶寶會抓握及注視物體。

 ## 許醫師的小提醒<sup>+</sup>

衛生署有新的政策要告訴你：

為了保護Ｂ型肝炎帶原者的孕婦生產之新生兒，若是Ｂ型肝炎ｅ抗原陽性的母親，代表Ｂ型肝炎病毒正處於活動的狀態，容易感染新生兒，使得他長大後又成為Ｂ型肝炎帶原者。政府免費提供Ｂ型肝炎免疫球蛋白給這樣的新生兒在出生24小時內施打，可以有效保護寶寶不受Ｂ型肝炎病毒感染。

然後在寶寶１歲大的時候可以帶寶寶來抽血檢查，看看經過施打一劑Ｂ型肝炎免疫球蛋白以及三劑Ｂ型肝炎疫苗之後，寶寶有沒有得到抵抗力，或是寶寶還是被感染成為Ｂ型肝炎帶原者了？

其實我強烈建議不論媽媽是ｅ抗原陽性或陰性，只要媽媽是Ｂ型肝炎帶原者，寶寶出生後都應該打一劑Ｂ型肝炎免疫球蛋白，以確保寶寶不受Ｂ型肝炎病毒的感染！這些訊息在健兒門診的時候醫師都會提醒你喔！

# 夜間哭鬧不止的「嬰兒腸絞痛」是腸胃生病造成的嗎？

## 令人費解的半夜啼哭

過去曾有家屬看診時詢問我：「醫師！我的寶寶半夜一直哭不停，我都不知道如何是好，他是不是得了「嬰兒腸絞痛」啊？」各位辛苦的父母親，你一定經歷過嬰兒在半夜瘋狂地哭鬧的經驗吧！這是會令人心急如焚、六神無主的狀況，但是孩子就是怎麼哄也停不下來。但你可知道，一個正常的嬰兒每天會哭多久嗎？有人統計過一到三個月大的新生兒每天總共平均要哭 120 分鐘之久，四到六個月大的嬰兒每天總共平均要哭 60 分鐘之久，而夜間啼哭的情形大約在六週大的時候達到高峰，真的很會哭吧！既然這麼會哭是正常的，那我們怎能把小嬰兒一哭就稱之為嬰兒腸絞痛呢？

## 嬰兒腸絞痛的定義為何

這裡我要來跟大家談談到底有沒有嬰兒腸絞痛這回事，以及什麼是「嬰兒腸絞痛」？其實嬰兒腸絞痛這個詞是有定義的。它是指嬰兒明明沒什麼事，卻因不明原因煩躁不安、哭鬧不停，沒來由的開始也沒來由的結束，每次可持續三個小時，一週發生三次以上，連續三週。這種狀況我們稱之為「Infantile Colic」，翻譯成中文意指是「嬰兒的痛」。

你會發現這個定義並不代表嬰兒的腸子有什麼問題，有可能是心情混亂、睡眠週期不順，或是正在抒發自己的情緒。

神經學家指出嬰兒在白天接收了很多聲音及光線的刺激，對腦神經是一個很大的負擔，到了夜晚寶寶靜下來進入睡眠狀態時，腦部會去統整、學習白天接收的訊息，這些繁雜的神經連結對寶寶而言是從未經歷過的過度刺激，就可能會造成寶寶哭泣，但並不是不好的。

由以上說明可以瞭解，寶寶夜間啼哭並沒有特定的原因，所以它並不是一種病，與其說是寶寶的腸子怎麼了，倒不如說它是一個健康嬰兒正常哭泣行為的極端表現，所以我建議大家不要再用「腸絞痛」這個字了，因為發生這個狀況不見得是寶寶的腸子有問題，只是孩子哭得比較厲害，又比較常發生在夜間，所以特別令人煩惱而已，如果經過醫師檢查，寶寶並沒有特別的問題，寶寶這樣子哭其實就可以把它當作是一個正常的事情。如果以上各點都沒有問題，大部分這種夜間啼哭的情形在 12 週大之內都會好了，家長從此就不必再在深夜起來辛苦了。

針對「嬰兒腸絞痛」有人做了一些研究希望幫忙這些孩子不要經常哭得那麼厲害，得到一些初步的結論，例如：
1. 寶寶儘量吃純母奶以促進消化吸收，減少寶寶腸胃不適。
2. 哺餵母乳的媽媽少吃一些易引起過敏的食物。
3. 若沒有母奶而用配方奶的寶寶可嚐試使用乳清蛋白為蛋白質主成份的配方奶，或嘗試使用水解蛋白配方奶粉，可減少因蛋白質敏感所引起的腸胃道症狀。
4. 可試試給寶寶吃益生菌，以建立起胃腸道內的好菌叢。

如果孩子夜間哭鬧是起因於腸胃道的不適，的確會有幫助，不過我前面有提到，寶寶夜間啼哭不全然是腸子問題，只是新生兒在適應自己，適應環境的一種正常表現。

## 嬰兒的睡眠型態

　　新生兒在前 3 個月還沒有建立起白天醒著，晚上睡著的睡眠週期，整天幾乎睡睡醒醒很不一定。親餵母奶的寶寶一次睡眠大約 1~3 小時；瓶餵配方奶的寶寶一次睡眠大約 2~5 小時。中間起來清醒大約 1~2 小時。一整天加起來總共睡眠時間約 14 小時。這樣的睡眠型態是正常的，卻也很折磨人。為了要慢慢建立起白天醒著，晚上睡覺的習性，我建議大家要調整嬰兒的睡眠時段。我認為白天可以任由他隨便睡，但是到下午 5、6 點以後千萬別再讓他睡了，可以帶他東張西望，用玩具吸引他的注意力，盡量撐住他。配合大人的睡覺時間，到 9、10 點再給他洗個舒服的澡，吃個超級飽的奶，然後讓他安安穩穩地去睡覺。這樣比較可以整夜一覺到天亮，或是只起來一次即可了！

### 輕鬆育兒小訣竅

如果寶寶夜裡發生嚴重的哭鬧的時候，我們有什麼該注意的？

**[ TIPS ]**

- 量量看寶寶有沒有發燒。
- 若是發出淒厲的驚聲尖叫則需盡快就醫，也可以摸摸看寶寶的頭頂前囟門有沒有膨出，如果有鼓起的話就趕緊帶去醫院給醫師檢查。
- 不論是男寶寶或是女寶寶都應該檢查有沒有疝氣的問題。
- 寶寶的肚子外觀鼓鼓大大的是無妨的，但是必須是軟軟的才是正常，若是繃得緊緊亮亮硬硬的就應該帶給醫師檢查一下才對。

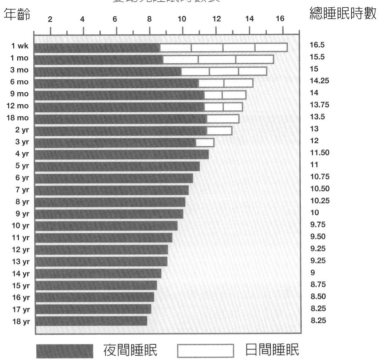

嬰幼兒睡眠時數表

| 年齡 | | 總睡眠時數 |
|---|---|---|
| 1 wk | | 16.5 |
| 1 mo | | 15.5 |
| 3 mo | | 15 |
| 6 mo | | 14.25 |
| 9 mo | | 14 |
| 12 mo | | 13.75 |
| 18 mo | | 13.5 |
| 2 yr | | 13 |
| 3 yr | | 12 |
| 4 yr | | 11.50 |
| 5 yr | | 11 |
| 6 yr | | 10.75 |
| 7 yr | | 10.50 |
| 8 yr | | 10.25 |
| 9 yr | | 10 |
| 10 yr | | 9.75 |
| 11 yr | | 9.50 |
| 12 yr | | 9.25 |
| 13 yr | | 9.25 |
| 14 yr | | 9 |
| 15 yr | | 8.75 |
| 16 yr | | 8.50 |
| 17 yr | | 8.25 |
| 18 yr | | 8.25 |

■ 夜間睡眠　□ 日間睡眠

# 許 醫 師 的 小 提 醒<sup>+</sup>

**首先我要告訴大家的是：**

1. 並不是寶寶在夜裡哭不停就表示他有嬰兒腸絞痛。
2. 嬰兒腸絞痛並不是一個病。
3. 嬰兒腸絞痛這個詞並不是說寶寶有什麼問題。
4. 夜間啼哭是嬰兒正常行為之一，並不一定是他身體出了什麼特別的狀況。

# 一個月新生兒睡覺就會打呼，是呼吸道發生異狀嗎？

## 嬰兒發出小豬叫的原因

　　出生不久的寶寶常常會因呼吸聲音大而被帶來門診，心急如焚的新手父母往往會覺得寶寶感冒了，必須要看醫生，所以又吃了一堆感冒藥，但是怎麼吃也吃不好，這個聲音就是一直存在。

　　其實這是很常見的，我常跟家長說，這個聲音就像「小豬叫」一樣，是正常的現象。原因是新生兒的上呼吸道結構就是這樣，他們的鼻腔狹小，下巴較短，舌頭相對於口腔顯得很大，在他們平躺的時候容易往後倒而阻塞了氣道，如果再加上寶寶口水直流，口腔分泌物很多，或胃食道逆流時，奶水、胃酸湧上來後就更容易讓爸爸媽媽聽到孩子的喉嚨有呼嚕呼嚕的聲音，而以為是感冒了，雖然吃了很多感冒藥但是怎樣也不會好。因為這是天生的結構問題，不是感冒啊！吃藥當然無效也沒必要。

　　等寶寶大一點之後，臉骨發育得更好了，整個呼吸道暢通了，聲音自然就消失了。所以雖然娃娃晚上在睡覺的時候，有時聲音大得嚇人，但是大家可不必太過耽心喔！

## 喉頭軟化症

另外有一也很常見的症狀就是「喉頭軟化症」。這是嬰兒喉頭軟骨尚未發育完全的緣故，當嬰兒在吸氣的時候可以讓人聽到從喉嚨發出高頻細尖的喘鳴聲，而且從外觀可以看到他的脖子中央低處在吸氣的時候會有明顯的凹陷，這個症狀在寶寶哭的時候、吸奶的時候，或感冒的時候會更明顯。

一般來說這個問題在一歲半到兩歲之前 95% 以上的孩子都會自己好，只有很少數的寶寶如果有餵食困難因而長不大、或是呼吸困難因而胸部凹陷或發紺缺氧，才需要先處理。處理的方式是用雷射或開刀的方法，效果都很有效！

經過以上的說明，相信大家可以瞭解寶寶在很小的時候呼吸道常常會有很多聲音，這些絕大多數都會慢慢好轉，並不是感冒，更不是過敏，可別逼他吃了一大堆沒有必要的藥物！

# 肚子像氣球一樣鼓鼓的，輕敲澎澎有聲，這就是脹氣？

## 小心肚皮顏色異常

　　新生兒的腹部還不是很厚實，腸子又是那麼長的放在腹腔中，所以從外觀看，往往就會讓人覺得鼓鼓的，而且敲打起來就是腸子的聲音，自然會澎澎有聲，其實是正常的現象，家長老是覺得娃娃有脹氣，所以免不了想給他擦脹氣膏啊、吃藥啊，這些真的是多慮了。而且脹氣膏多半含有薄荷的成份，擦了對寶寶的皮膚是一大刺激，有蠶豆症的孩子更是不可使用喔！不過有些確實要提醒爸爸媽媽的是，如果覺得娃娃的腹部硬梆梆的，撐得肚皮亮晶晶的，或肚皮顏色發紅，肚臍有不正常分泌物，伴隨著觸痛啼哭的現象，這樣就要帶來給醫生檢查一下囉！以後不要再耽心小寶寶肚子大大的好像有問題，我常告訴家長：小寶寶肚子大大的沒關係，只要確定它是軟軟的就對啦！

### 輕鬆育兒小撇步

[ TIPS ]

為了使寶寶的腸子蠕動更順暢，不妨在每次寶寶洗好澡，舒舒服服的躺在被單上的時候使用嬰兒油，給寶寶來一次溫柔的撫觸，替寶寶做一個全身按摩，順時針在娃娃的肚子上來回撫摩，相信寶寶會覺得非常舒服，同時又可以和寶寶建立起親密關係，共享幸福的天倫之樂。

# 新生兒太愛哭會容易造成腹股溝與肚臍疝氣？

## 肚臍疝氣不必急著開刀

先前有阿嬤帶她的寶貝孫女看診時問到：「醫師啊！我們家妹妹好愛哭喔！哭到肚臍都凸出來了，好難看啊！我都給她貼一個十圓銅板，看看可不可以把它壓回去」阿嬤會有這樣的反應其實還蠻常見的，但這真的是誤會啦！寶寶哭不哭泣與會不會疝氣是完全不相干的兩回事啊！

肚臍疝氣的發生是因為臍帶脫落後，肚臍周圍這一圈組織（Umbilical ring）沒有完全閉合，所以當寶寶在哭的時候就很明顯鼓出一個小球，這顆小乒乓球只有薄薄一層皮膚而已，所以很容易又被推回去，但是一放開又鼓出來了，給它貼十元銅板也不會好！臍疝氣裡面究竟有什麼東西呢？其實這裡面就是腸繫膜或小腸的一部份，摸起來軟軟的，但是不必耽心，腸子很少會因為突出來在肚皮上而被夾到受傷，因為臍疝氣的洞通常都蠻大的，腸繫膜或腸子都可以自由在這裡進出的不被卡住。

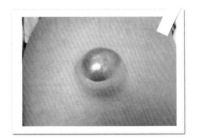

明顯的肚臍疝氣實例

臍疝氣有大有小，小的直徑只有 1 公分，但大的也有大到 5 公分的，因為絕大多數的臍疝氣在一歲之內都會自己好，所以我們很少一看到疝氣就建議家長帶去開刀，除非孩子的臍疝氣到了四歲還沒好，或是愈來愈大，或是在觀察的過程當中真的夾住他的腸子了，這樣就需要開刀處理囉！

## 新生兒開刀的常見原因

　　另外一個也是常被誤認為是哭所造成的疾病就是腹股溝疝氣，其實腹股溝疝氣是先天的問題，只是它什麼時候被發現而已，腹股溝疝氣的病人大約有一半的人在一歲內就已經顯露出症狀來了，而且絕大多數都發生在六個月大之內，所以腹股溝疝氣便成為小寶寶需要動手術的最常見的原因了。

　　人類在胚胎時期有一條引導睪丸從腹腔下降到腹股溝再進入陰囊的通道構造，叫做腹膜鞘狀突（procesus vaginalis），它在出生時應該自動閉合。

　　這個構造如果在腹腔這端有閉合，而在陰囊這端沒有閉合，就會形成我們常聽見的「陰囊水腫」，它在一歲大時多會自己好；這個構造如果在腹腔這端沒有閉合，而使得腸子順道沿著這條路掉下來，就會形成我們所說的「腹股溝疝氣」。

## 如何簡易判斷疝氣

　　大約每一百個寶寶就有 1~2 個會發生腹股溝疝氣，男生與女生在胚胎時期的構造發育類似，所以女生也會發生腹股

溝疝氣，發生的比例男生比女生是 4:1；有趣的是三分之二
的案例都是發生在右側！

　　家長的描述往往可以給醫師一個很好的診斷依據，那就
是孩子哭的時候就會在腹股溝或是陰囊腫一個包，孩子睡著
了或是安靜放鬆時候，那個包又縮回去了，這是腹股溝疝氣
的典型症狀，通常細心觀察的家長這麼一說，即使就診當時
並沒有看到疝氣，我們也可以很肯定的診斷孩子是腹股溝疝
氣，必須接著做進一步處理。

## 腹膜鞘狀突未閉合之比較圖

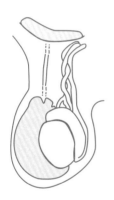 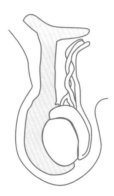 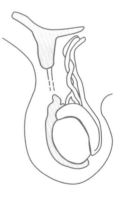

陰囊端未閉合　　　　兩端均未閉合　　　　腹腔端未閉合
形成陰囊水腫　　　　形成疝氣　　　　　　形成疝氣

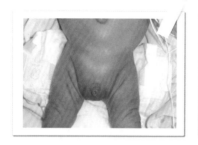
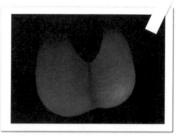

嚴重的箝頓型兩側腹股溝疝氣　　在燈光下呈現陰囊水腫的樣子

## 當心箝頓型腹股溝疝氣

　　治療腹股溝疝氣唯一的方法是透過手術，它不可能會自行閉合，通常安排疝氣手術都可以好整以暇，妥善準備之後再來進行，但仍然應該在診斷後儘快進行。

　　因為掉下來的腸子不一定每次都能自己跑回去，如果腸子卡在腹股溝內回不去，此時稱為「箝頓型腹股溝疝氣」，就嚴重了。這在早產兒或女寶寶比較容易發生。

　　發生箝頓型腹股溝疝氣時，寶寶會哭鬧不安，腫起來的地方會痛，表皮顏色或許仍然正常，這時候由醫師慢慢推，多半都還推得回去，一旦連血管也卡住不流通了，外表看到腫起來的地方會發紫而且超痛，小孩腹脹、嘔吐而且血便，這時候表示已經造成腸子壞死了。

　　甚至女寶寶如果是掉卵巢下來卡在腹股溝內，則是造成卵巢壞死，這就是緊急情況了，不可不慎啊！

## 手術後需注意事項

開了一邊的疝氣手術，另一邊要不要一起處理，以防以後也發生疝氣呢？這也是家長關心的問題。

一邊有疝氣，另一邊以後發生疝氣的機會大約是 1/3，尤其是女寶寶或是一歲以內就發生疝氣的男寶寶，另一邊以後再發生疝氣的機會高達 50%，所以在進行一邊疝氣手術的同時可考慮另一邊也一併做修補，不過這當然還要看醫師的決定，寶寶有沒有提高另一邊疝氣可能性的其它疾病，以及手術過程要多花多少時間。你可以和外科醫師再做討論喔！

通常手術後的結果都很好，當天就可以回家，傷口後續復原也很快，再復發疝氣的機率不到 1%。因此只要即時診斷，適時手術，就不必煩惱小寶寶的疝氣問題囉！

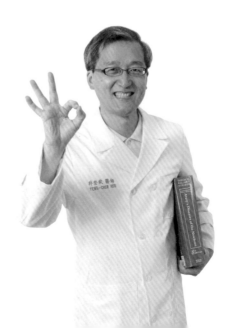

# 自費檢查昂貴又費時，
# 不做又不安心？

## 何必花錢庸人自擾

　　總是會遇到一些護子心切的父母，舉凡自費檢查、終身保險、臍帶血 等等，只要是聽起來對孩子有益處的，都會想盡辦法要替孩子做。因為怕不早點知道寶寶有些什麼特殊疾病，將會錯失治療的時機，於是乎造就了各大醫療院所努力推行新生兒自費超音波檢查，包括心臟、腦部、腹部和腎臟超音波等，這些家長都希望最好幫寶寶從頭到腳全部仔仔細細掃過一遍，醫院也就順水推舟發展各項自費檢查項目，最後果真「做」出不少問題出來！

　　但這幾年下來根據我個人的經驗與感想是：新生兒自費超音波檢查實在只是徒增家長的焦慮與浪費健保醫療資源而已。雖然自費超音波檢查確實會檢查出一些預期之外的比較有意義的結果，但這些例子真的是少之又少，而且這些少數的案例，只要小兒科醫師在日後門診與健檢的細心診察中，也都可以發現得出來。

　　自費超音波檢查的結果其實大部份都是正常的東西，因為家長對這些診斷的不明瞭，以及被陌生的醫學名詞嚇到，反而造成大多數家長的恐慌，還真是不值得啊！

我就將一些常見的「其實是正常的」檢查結果條列給大家作
參考：

## ◆心臟超音波－開放性卵圓孔

　　如果是在出生不久就做心臟超音波檢查的話，幾乎
100%會看到這個洞。卵圓孔是胎兒心臟血液循環一個重要
結構，它其實是一片可以往左心房打開的單向薄膜，負責做
為胎兒血流由右心房往左心房流通的一個管道，在娘胎裡面
是維持生命必要的構造。

　　出生後當左心壓力漸增，就會把這片薄膜往右壓貼在左
右心房中間的牆壁上，因此漸漸的這個孔就密合了。

　　這是一個正常的組織，並不是左右心房中間的牆壁上有
個破洞，它與心房中膈缺損的道理完全不同。如果寶寶在出
生三天內就做此檢查，當然會看到這片薄膜還沒有完全密
合，因為卵圓孔結構上要完全密合大約需要三個月的時間
啊！如果依此結果告訴父母小孩心臟有個破洞，那就真的言
過其實了！

　　但一般父母哪懂得這些，媽媽剛生完寶寶，傷口還在痛
呢，聽到了診斷以為寶寶患有先天性心臟病，這真的會令媽
媽難過地哭出來！接著就是一而再，再而三的利用健保去追
蹤這個正常的洞，直到它完全密合，這實在是浪費醫療資源
啊！

很多家長想要給孩子買保險，卻因為孩子在出生的時候做了這個超音波，看到了一個洞，保險公司就會拒保了，然後接著又是與保險公司一段永無止境的周旋，真是很辛苦啊！

## ◆腦部超音波－管室膜下小水泡

腦部管室膜下小水泡，這其實也很常見，約二到三成新生兒會看到，大多在六個月內會消失，原因目前醫學界也還在研究，但可以確定的是，日後完全不影響寶寶的生長發育及腦部發展。

## ◆腹部超音波－腎盂擴張

腎盂是腎臟收集尿液的蓄水池，往下就是輸尿管下水道，因為小娃娃的身體很短，輸尿管相對較長，因此下水道受擠壓之後使蓄水池的水位稍高，這就是所謂的腎盂擴張，腎盂擴張在寶寶長高之後就會自動消失了，這也是正常的生理現象，並不是有病，更不是腎水腫喔！

一般腎盂擴張的大小在 8mm 以下大多是正常，只要半年後再追蹤就可以了，除非在追蹤等待它縮小的過程中，小朋友曾發生尿路感染，那就要積極去尋找腎盂擴張有沒有別的原因，例如輸尿管阻塞或是輸尿管逆流的情形。

大多數寶寶做出來都是 8mm 以下的正常生理現象，家長不必太過耽心。不過如果第一次做出來就超過 8mm，或是愈追蹤愈大，這樣就要進一步詳細檢查囉！

## 定期產檢別擔心

　　看了這麼多年新生兒自費超音波檢查的經驗，當然有時候會找出預期之外的結果，例如心室中膈缺損、全肺靜脈血回流異常；腦室內出血、硬腦膜上出血；膽道異常、腎上腺腫瘤、多囊腎、或是只有一個腎臟等等，但畢竟這是少數中的少數。因此我的建議是，如果以下各點都有做到的話，就可以不必再做新生兒自費超音波檢查了。

1.　定期的產檢。
2.　婦產科醫師已幫胎兒做過詳細的檢查。
3.　懷孕過程正常。
4.　生產過程順利。

　　因為要是有問題的話婦產科醫師早就都已經替你發現了。如果上述各點中曾有過狀況，或真的有疑慮，但寶寶並沒有什麼症狀的話，那就請先辦好保險事宜（如果想替寶寶投保的話），再去做這些檢查，以免保險公司因為上述的檢查診斷又請你加做追蹤檢查，甚或拒保，這樣只是增加麻煩及醫療浪費。如果寶寶出生後已經有某些症狀，放心！小兒科醫師一定會替你發現，並做仔細的檢查。

# 臍帶血過敏指數高
# 難道就是過敏兒？

## 別急著貼上過敏標籤

　　在門診常常看到心情憂鬱的媽媽帶著臍帶血 IgE 指數的報告，哭哭啼啼地說她的寶寶是過敏兒，要怎麼辦？她的寶寶也不過才 7 天大耶！想想看，這個檢查是不是很不道德，如何在寶寶剛出生的時候就判定他的一輩子就是過敏纏身，況且用的還是一個不足採信的方法，做出一個存有爭議的數值，然後竟然可以得出一個嚴重的結論。所以用臍帶血 IgE 指數來預測寶寶是否有過敏體質，一直是一個頗具爭議性的作法。這個檢查不論從學理上的角度或是從醫學倫理的角度上來看，都是一個不值得鼓勵的作法。因此我總是安慰媽媽別理那個數字，看看就好，以後下一胎別再做這個庸人自擾的自費檢查了！

　　關於「臍帶血 IgE」首先，它在檢體收集就有問題了，當寶寶在一片混著破出的羊水、胎盤血以及媽媽生產傷口的血液，這樣血淋淋的混亂場面中分娩出來後，婦產科醫師為寶寶斷臍，連在寶寶身上的臍帶大約留 30~40 公分，然後將寶寶交給護理人員送到嬰兒護理檯上，經過保暖、擦乾、擺位等初步處理之後，護理師會再用臍夾夾好臍帶，只留一點點臍帶在寶寶身上，其餘都剪掉，剪好後將這 30~40 公分左右沾有羊水、媽媽與新生兒血水等混雜體液的臍帶就用

擠牛奶的方式擠出臍帶血，收集好了之後送化驗，這就是取臍帶血送化驗的真實過程。因此這個檢體必然混雜了寶寶與媽媽的血液、羊水等等，可想而知，這樣做出來的數值怎麼能代表寶寶身體的真實狀況呢？

## 迷信數據，不如日常觀察

再來，所謂過高的異常數值要訂在超過 0.9 ku/l？ 1.2 ku/l？ 還是 2.0 ku/l 呢？也沒有一定的標準。如果訂得鬆一點，豈不是大家都是過敏兒了嗎？其實要使用「臍帶血 IgE」檢測小寶寶是不是有過敏體質的作法是還要配合家族史作判斷依據，例如父母或手足是否有過敏症狀等等。臨床上就常看到臍帶血 IgE 指數很高，但後來孩子也沒過敏；或是臍帶血 IgE 很低，但後來孩子還是過敏了。可見寶寶會不會成為過敏兒，不是光用一個數值就可以下結論的。

既然從家族史就可以知道個八九不離十，那又為何要驗這個血呢？媽媽會說：我想要早點知道，早一點做預防啊！這時候我都會勸媽媽說：這是早一點自尋煩惱啊！小寶寶有沒有過敏體質要靠我們平日的觀察，從腸胃、皮膚、呼吸道慢慢去注意，通常要觀察個一年半載，沒有一出生就得到結論的。如果真的希望寶寶日後不要成為過敏兒，就應該努力以母乳哺餵才是正確有效的作法，這絕對不是水解配方奶粉可以取代的唷！從以上的解說，你能很肯定地知道，以後可以不必做這個檢查了，這樣的心情會更輕鬆，奶水更會源源不絕，寶寶需要的就是這個囉！

## 許醫師的小提醒[+]

### • 臍帶血保存是否有一定的必要？

「保存臍帶血」以應未來可能的需要，已經行之有年。目前臍帶血移植成功治療的疾病以血液方面的疾病為主，例如白血病、嚴重型再生不良性貧血、重型地中海貧血；還有免疫力缺乏的疾病，例如嚴重複合型免疫不全等等。

理論上，臍帶血幹細胞雖有無窮的可能性，但很多僅止於研究階段，實際運用在臨床上的疾病仍然有限。或許過了 50 年醫學確實更發達了，還能研究出其它可以透過臍帶血移植治療的嚴重疾病，不過這就是「花錢買個希望」吧！

如果想要保存臍帶血，就要注意臍帶血公司是否服務熱忱，隨時可以來收件？若半夜不能來要怎麼留存？臍帶血保存的地方是否安全穩定？臍帶血經過消毒冷凍後是否單獨存放，以免取用別人的臍帶血時很多檢體都受影響？臍帶血公司有沒有移植成功的案例？

以往還有用公捐的方式來保存自己寶寶的臍帶血，不過這就得看當時寶寶出生的時候有沒有這項服務囉！

# 為了不讓嬰兒受驚嚇，睡覺時得將手腳固定住？

## 驚嚇反射是正常現象

　　嬰兒經常在睡夢中會有突發性的「嚇一跳」的動作，也就是雙手在空中抖動，作擁抱的姿勢，然後緊接著號啕大哭，讓爺爺奶奶、爸爸媽媽看了好心疼喔！說小寶寶又嚇到了！其實這是正常的生理反應，叫做「驚嚇反射」。

　　驚嚇反射是寶寶在六個月內可以觀察到的正常生理現象，也是醫生用來判斷新生兒是否健康的重要指標之一。通常在安靜的房間裡，如果有一點點聲響，就會讓娃娃「嚇一跳」，這時候可以看到他會兩邊很對稱的把肩關節伸展，兩隻手臂伸出來，兩個手掌打開，之後兩隻上臂彎曲，縮肩向內轉，像擁抱的動作一樣，然後就哭了。這是代表寶寶的腦神經、臂神經、手部發育都很健全，是健康寶寶的表現，令人感到高興！他的哭泣只要稍加安撫就會停下來，繼續入睡，不必耽心。

　　千萬不要以為把他的手腳綁好，他就不會驚嚇了。反而當寶寶的四肢被固定後，如果他在睡夢中翻動，不慎遮住口鼻時，他就沒有辦法掙脫，也沒有辦法用手撐起一個可以呼吸的空間，這樣就很危險，會發生窒息的意外。所以各位用心的父母親，一定要在寶寶睡覺的時候解放他的雙手，讓他自由伸展，才是安全的做法喔！

## 趴睡造成猝死的潛在危機

　　除了綁住手腳外，趴睡也是另一個會危害新生兒寶貴性命的舉動，特別是在六個月以內的寶寶，請不要給他趴睡。有時候帶孩子來門診的媽媽會告訴我，她都讓寶寶趴睡，因為這樣頭型會很美，這時我總是替她捏一把冷汗，當我告訴她別再這麼做了，很危險！她會告訴我：「沒關係寶寶會自己抬頭換邊！」

　　研究已經証實，仰睡可以減少嬰兒猝死症的機率，美國自1994年開始極力推行全國新生兒仰睡 (back-to-sleep) 運動，在計畫推行之前，美國有 70~80% 的新生兒是趴睡的，在計畫推行之後，只有 8~30% 的新生兒還在趴睡。之後他們發現，在短短五年內，全國新生兒的嬰兒猝死症，從每一萬名新生兒高達 13.3 位，降到每一萬名新生兒 7.4 位，降幅有 45%，可見仰睡比趴睡要安全。

### 輕鬆育兒小撇步

[TIPS]

臉型事小，安全事大啊！奉勸各位家長，請盡量少給新生兒趴睡，因為你不可能一直不休息的盯著寶寶看他有沒有悶到，百密總有一疏，等到意外發生的時候，再多後悔也沒有用了！

# 耳垢千萬別亂清，
# 小心清潔不成反弄傷耳朵！

## 耳朵的天然防護網

　　在門診常常媽媽都會問我耳垢到底要不要清啊？我都會告訴媽媽們：當然不用挖啊！不要替寶寶清耳垢有幾個理由如下：

### ◆危險性高

　　寶寶不可能乖乖的不動讓你清理耳朵，一旦稍不留神容易弄傷寶寶，反而得不償失。

### ◆耳垢並不影響聽力

　　就算外耳道完完全全被耳垢堵住了，影響也只有 5 分貝而己，所以耽心耳垢會造成寶寶聽不清楚，真是多慮了，況且這些耳垢也會自動剝落成小屑屑往外掉出去呢。

### ◆耳垢是天然的屏障

　　耳垢可以防止小蟲或異物掉入耳道，所以真的不必非要去除不可！

　　臨床上比較常見的狀況是，寶寶有脂漏性皮膚炎，所以外耳很容易有一些油油黃黃的屑屑，如果這些屑屑往耳道裡掉，再加上一些洗澡水往耳道裡流，我們就會看到有白白爛爛臭臭的液體一直從外耳道流出來，這是因為發生外耳炎了，此時醫師會開耳道滴劑，以消炎殺菌，所以告訴各位父母們，注意東西不要往裡面掉反而比清潔耳垢更重要喔！ 如果寶寶的耳垢真的多到讓人難以忍受的時候，那麼就一年清它一次吧！

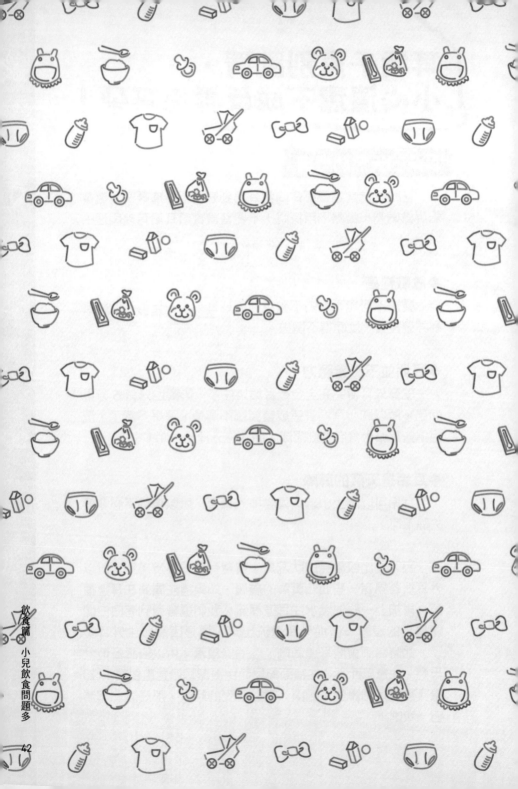

飲食篇 小兒飲食問題多

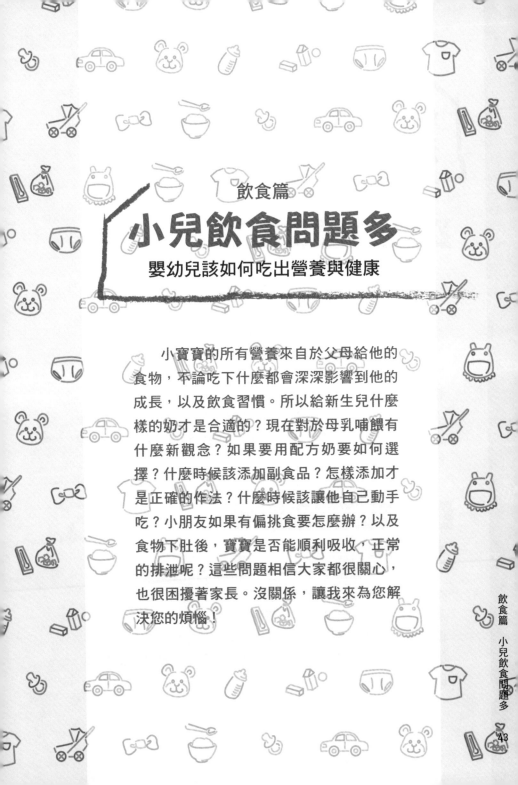

飲食篇

# 小兒飲食問題多

## 嬰幼兒該如何吃出營養與健康

　　小寶寶的所有營養來自於父母給他的食物，不論吃下什麼都會深深影響到他的成長，以及飲食習慣。所以給新生兒什麼樣的奶才是合適的？現在對於母乳哺餵有什麼新觀念？如果要用配方奶要如何選擇？什麼時候該添加副食品？怎樣添加才是正確的作法？什麼時候該讓他自己動手吃？小朋友如果有偏挑食要怎麼辦？以及食物下肚後，寶寶是否能順利吸收、正常的排泄呢？這些問題相信大家都很關心，也很困擾著家長。沒關係，讓我來為您解決您的煩惱！

# 母奶的好處比你知道的還要多更多！

## 母奶對新生兒到底有什益處

　　近十年來由於母奶哺育協會大力推廣母奶哺餵，並將其列入醫院、診所的醫學評鑑之中，使得「餵母奶」這件事重新獲得大家的重視。經過這幾年，也的確收到很好的成效，婦產科醫師在懷孕期間就開始給媽媽衛教，大力鼓吹餵母奶的好處，寶寶出生後，協助媽媽成功哺餵母奶並實施母嬰同室，讓寶寶隨時都有母奶可喝。於是第一個月有母奶哺餵的寶寶達到九成之多，真是成效卓著！不過隨著媽媽回到職場，工作繁忙壓力又大之下，能夠持之以恆努力製造奶水，堅持到一歲的人就寥寥無幾，這些媽媽我們真的要給她們最熱烈的掌聲！

## 你或許不知道的母奶優點

### ◆遠離壞菌

　　母嬰親善政策中鼓勵一出生後馬上給新生兒產檯吸吮，不論是自然產還是剖腹產，這麼辛苦究竟是為了什麼？其用意有幾：建立媽媽與寶寶的親密關係從出生後的第一刻開始、儘早吸吮刺激乳房幫助分泌乳汁、還有讓寶寶感染母親身上的菌種，在寶寶身上形成正常的常在菌叢，使寶寶不受壞菌的侵襲。

### ◆親密連結

　　直接哺餵母奶的用意不只是提供寶寶珍貴的母奶，更重要的是，孩子在母親懷抱中會有安穩舒適的感覺，母親看著孩子臉龐時愛他的心情油然而生，這種親情的連結，是日後寶寶情緒及人格發展的重要基礎。

### ◆預防過敏

　　母奶的蛋白成分與孩子是同源蛋白，比較不會引起過敏，牛奶的大分子透過腸道進入血液可能會誘發過敏反應。母奶中乳清蛋白：酪蛋白為 75：25，乳清蛋白較好吸收；而牛奶正好相反為 20：80，酪蛋白增加消化的困難。即使有的配方奶儘量調整成 75：25，但是牛奶中的乳清蛋白為 $\beta$ 乳球蛋白，母奶中的乳清蛋白是 $\alpha$ 乳球蛋白，還是不一樣。

### ◆促進消化

　　母奶含有大量乳醣，它的用處是刺激寶寶腸子蠕動，加速排空，所以餵母奶的孩子不必耽心硬大便的問題。同時乳醣走到大腸時可做為腸內乳酸菌的食物，培養出腸內更多好菌，用來抗衡壞菌，同時乳酸菌可製造出維生素 K 是凝血因子的重要成分喔！

### ◆必要營養素

　　母奶中含有必須氨基酸及必須脂肪酸即中鏈脂肪酸 (C18) 的亞麻油酸及次亞麻油酸，是嬰兒生長所需。一般配方奶會添加 DHA(C24)、AA(C24)，因為牛的奶中不含此營養素，而人必須要這個營養素，它們是腦部和視網膜神經

組織發育的重要營養素。其實一個足月的嬰兒他自己就有能力將從母奶中獲取的亞麻油酸及次亞麻油酸在體內轉換成 DHA 及 AA，不需要額外添加 DHA、AA 在奶中，只有早產兒因 C18 → C24 轉換的能力差，才需要額外補充 DHA。嬰兒配方奶添加這些東西多半是一種商業手法啦！

## 黃疸不能喝母奶，這是真的嗎？

另外有些家長會質疑寶寶黃疸不能喝母奶嗎？這其實是個錯誤的觀念，黃疸不是母奶造成的，新生兒在出生七天左右本來就會有生理性黃疸，下面的說明也希望讓家長們對黃疸有正確的認知，不必過於驚慌：

- 生理性黃疸完全不必停餵母奶，反而應該增加餵奶的次數以加速膽紅素的排出。
- 純母奶哺餵的孩子外觀有輕微黃疸，可以持續兩個月都是正常。
- 黃疸安全上限值為 18mg/dl，不必輕微黃疸就照光。
- 我常教家長在家觀察新生兒腳底的顏色來判斷黃疸指數：寶寶臉黃黃的大約是 5 mg/dl，肚子黃大約是 15 mg/dl，把腳底板用手指壓下去看顏色，如果也是黃，大概就超過 18 mg/dl 了。
- 健康的黃是一種橘黃，病態的黃是一種青黃。
- 還要特別注意寶寶大便的顏色，必須符合兒童健康手冊上的 7、8、9 號顏色其中之一。
- 黃疸在家照太陽或日光燈是沒有效，也沒有必要的，在醫院照光治療是使用波長 420~470nm 的光去照才會有用的啦！

## 黃疸其實是有益處的！

黃疸是個好東西，沒有人跟您講過吧！膽紅素是種抗氧化劑，它可以清除體內的自由基，避免孩子的腦、肺、腸、視網膜受破壞，這在早產兒是個很重要的保護劑，足月兒也有相同的效果，所以不必一點點黃就耽心，它不是一無是處的東西，輕微的黃疸對新生兒反而有保護作用呢！如果耽心寶寶黃疸過高造成核黃疸，只要聽醫師建議，小心追蹤就好了。

## 許醫師的小提醒<sup>+</sup>

人體內無法自行合成，需要靠飲食才能獲得的稱之為「必須」。

- 必須脂肪酸：亞麻油酸（ω-6），和次亞麻油酸（ω-3）
- 必需胺基酸：成人的必需胺基酸有 8 種，嬰兒的有 10 種
- 苯丙胺酸（Phenylalanine）
- 纈胺酸（Valine）
- 蘇胺酸（Threonine）
- 色胺酸（Tryptophan）
- 異亮胺酸（Isoleucine）
- 胺酸（Leucine）
- 甲硫胺酸（Methionine）
- 離胺酸（Lysine）
- 組胺酸（Histidine）
- 精胺酸（Arginine）

# 市售配方奶百百款，
# 小朋友真的需要嗎？

## 羊奶在成份上其實沒有比較優異

　　就算是親自哺育母奶的媽媽，隨著時間過去，多數媽媽還是會慢慢轉為使用配方奶，但市面上的嬰兒配方奶五花八門百百多種，堪稱另一個台灣奇蹟，沒有一個國家像我們有這麼多嬰兒配方奶的，也因為如此，令家長不知如何選擇，常常聽聽藥房老闆推薦什麼就買什麼，其中可能還加入了「商品通路促銷」的考量 甲老闆說 A 牌的缺點，可能卻是乙老闆說 A 牌的優點呢！

　　我建議選擇嬰兒配方奶還是要聽小兒科醫師的建議，或購買大廠牌的產品才比較安全。其實每個孩子適合用哪個牌子情況都不同，選定之後就不要再換來換去了。

　　就我自己的經驗，建議給寶寶吃的奶源應該只有「母奶」或「牛奶」兩種，「羊奶」並不合適，所謂「羊奶顧氣管」並沒有實驗上的証據。當羊奶被做成配方奶的時候，其中的動物性脂肪已經被去除，取而代之的是植物性脂肪，（嬰兒配方奶在製造的過程中會經過脫脂，去除動物性脂肪，再用植物性脂肪例如：椰子油、葵花油、棕櫚油作為脂質來源。）所以我們覺得好像可以顧氣管的成份也早已隨著羊奶脂肪被去除了！再者羊奶含鐵質、維生素 D、葉酸都較少，歐盟

對於羊奶中有些嬰兒需要的氨基酸是缺乏的也提醒父母要注意，所以當用羊奶製成嬰兒配方奶的時候必須另外添加，才不會發生嬰兒貧血或營養素缺少的問題！基於這些因素，羊奶似乎沒有比較優異，所以實在可以不必多花錢買羊奶配方奶了。

## 特殊成份的配方奶粉

時下許多嬰兒配方奶其實皆大同小異，但還是有一些特殊情況必須使用配方奶：

- 有牛奶蛋白過敏的孩子建議改用蛋白質部份水解配方奶粉，以減少因牛奶大分子對腸胃道的刺激而誘發過敏反應，同時又可訓練腸道對蛋白質分子的耐受性。有牛奶蛋白過敏的孩子 50% 還是會對豆奶蛋白過敏，所以換成豆奶不一定會有效。

- 急性病毒性腸胃炎引起水瀉的時候，可暫時改用無乳醣奶粉，等症狀好了之後再換回來。

- 早產兒或低體重兒因為需要較高的熱量，可用高熱量特殊配方奶，一般嬰兒配方奶每 cc 提供 0.67 大卡的熱量，而這些特殊配方奶每 cc 可提供 0.8 大卡或更高到 1 大卡的熱量。

## 配方奶是否會因年齡有差異

家長也很想知道一歲以上較大嬰兒奶粉和新生兒配方奶粉有什麼不同，要不要換？簡單來說，年紀較大嬰兒奶粉的熱量 較高，蛋白質與碳水化合物的含量增加，各種電解質加

到兩倍之多，各種脂溶性及水溶性維生素也加量，整體營養份提高。但我建議一歲以後的孩子應該以固體食物為主食，不應該光喝配方奶了，配方奶在這個時候的重要性應降低，同時孩子也可以接觸市售的奶品了，例如鮮奶、優酪奶、起司等等，所以換不換較大嬰兒奶粉真的不是一件重要的事。

我們知道母奶較好，但是到底有沒有什麼狀況不適合哺餵母奶呢？這是個重要的問題，大家的觀念極需釐清，其實不能餵母奶的狀況很少，例如：

- 小孩有先天性代謝異常的半乳醣血症或苯酮尿症
- 母親感染 HIV ( 愛滋病毒 )
- 母親正接受化療
- 母親乳房上有皰疹 ( 治療好就可以繼續餵母奶 )
- 母親有開放性肺結核病 ( 治療過就可以繼續餵母奶 )

除了上述狀況外其它幾乎都可以，一般媽媽耽心的例如吃感冒藥、吃抗生素、吃高血壓藥物、吃甲狀腺藥物，或是坐月子吃燒酒雞、媽媽喝茶喝咖啡 都不是餵母奶的禁忌。在門診常常有媽媽問我這些情況可不可以餵母奶？答案是當然可以！媽媽們千萬不必耽心那麼多。

台灣兒科醫學會也提供一個網站：
http://toxnet.nlm.nih.gov/cgi-bin/sis/htmlgen?LACT
裡面詳述各種藥物對哺乳的安全性，分為 L1~L5 五級，以及美國小兒科醫學會是否認可它給哺乳媽媽使用的建議，大家不妨上去看看便知道。

# 新生兒不滿六個月
# 就喝水小心水中毒危機？

## 新生兒不必刻意補充水分

　　嬰兒所需要的水份大約為120cc/公斤/天。水份的來源很廣：奶水、開水、菜湯、果汁，都可做為寶寶水份的來源，但絕對沒有完全不能喝開水的道理。可是我也要提醒，並不需要刻意給寶寶另外喝開水。

　　雖然嬰兒期的腎絲球過濾率大約僅為成人的一半，而且將近要到三歲，孩子的腎功能才會相當於成人的水準。

　　但是父母們不需耽心，因為當我們人體喝下開水被胃腸吸收之後，血液滲透壓降低，自然會引起體內荷爾蒙的作用，例如降低抗利尿激素的分泌，這時身體自然會把多餘的水份隨尿排出，嬰兒一樣有這樣的能力，如果要因為喝白開水而發生水中毒的問題，必須要灌到很大量的水，以致於超過娃娃腎臟排出水份的極限為每分鐘16cc，而造成血液低張，電解質不平衡，其實這樣的情況並不容易。

　　這當中還包括喝進肚子裡的水，經由胃腸吸收需要一段時間，它並不是馬上大量跑到血液中，立刻發生低滲透壓的現象。用一點開水給他漱漱口，或補充水份是可以的，我相信你絕不會漫無止盡地給娃娃灌白開水吧！

## 奶水中的水分就足夠了

　　雖然在美國每年仍有零星嬰兒水中毒的案例，但那多是病態性的喝水或荷爾蒙分泌異常所導致，跟我們一般在帶孩子給水的狀況完全不同，大家不必嚇到自己。

　　倒是我要強調的是，寶寶在六個月之內，光是喝奶已經足夠他每日所需的水份，並不必刻意一定要再給他喝一些開水，尤其是接近吃奶前，如果先喝了一些水，寶寶已經有一點飽脹感，那喝奶量就會降低了，反而不好。

　　所以關於這個問題的正確觀念應該是六個月以下的嬰兒沒有必要額外給白開水，但並不是完全不能喝喔！

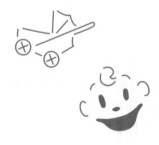

# 好處多多的母奶
# 還是有不足的營養素！

## 新生兒的鐵質存量會隨時間漸漸消耗

　　我在健兒門診看過這麼多娃娃，哪些人是純母奶哺餵的，我一眼就可以看出來。這些純母奶哺餵的寶寶到了一歲的時候往往可以感覺出來，他們很活潑、很健康，但是膚色就是不一樣，那是一種白裡帶點微黃的顏色。

　　小孩子依舊很有活力，也很聰明，但就是白了點。是純母奶哺餵錯了嗎？當然不是！是我們忘記了純母奶哺餵的寶寶應該適時添加副食品，特別是含鐵質的固體食物，這樣才不會發生貧血的問題。

　　為什麼會有這種現象呢？正常的新生兒，出生時血色素將近 16.8g/dl，但是很快的它就會降下來，這是因為新生兒的紅血球生命週期很短，很快就被破壞了，這時就產生黃疸的情形。紅血球破壞得快，但造血速度反而變慢，再加上寶寶長得很快，一下子體重就增加了快一倍，所以血色素濃度也相對降低了，約莫在 2 個月大的時候達到血色素的最低值，可以降到 9~11g/dl 這麼低，稱之為「嬰兒的生理性貧血」，但這是正常的現象，一般的新生兒身體都可承受，並不需要特別治療。而且一開始的時候雖然紅血球被破壞了造成血色素濃度降低，但是身體內鐵質的存量還在，所以在這段時間不會有缺鐵性貧血的情形，身體會利用這些庫存的鐵，配合紅血球生成激素，交由骨髓內的造血細胞再造出新的紅血球，慢慢的血色素就會回升，寶寶又會恢復紅潤的膚色。

## 母奶並非萬能的

根據研究顯示四個月大之後的嬰兒體內原有的鐵存量會漸漸不敷所需，此時寶寶就需攝取足夠的鐵質，否則將會慢慢發生缺鐵性貧血的情形。但母奶中的鐵質含量還是太少了，每 1000 cc 只有 0.5 毫克，「牛」的奶更少，每 1000 cc 只有 0.45 毫克！

你知道嗎？對一個新生兒來說，他要健康成長必須有足夠的鐵質，才能製造出足夠的紅血球，以攜帶足夠的氧氣到身體各部分。充足的鐵質能幫助名為 MAO（monoamine oxidase) 的酶活化大腦內的神經傳導；充足的鐵質也能使寶寶語言的學習力更強、記憶力更好。為了滿足需求，寶寶每天需要獲得 1 毫克的鐵才夠，但因吃進肚子裡的鐵質大約只有 1/10 可被吸收，所以我們給嬰兒每日鐵質建議攝取量要 6~10 毫克才行。 是不是與純母奶所含鐵量有段不小差距！因此我建議純母乳哺餵的嬰兒應該從四個月開始慢慢接觸副食品，特別是含有鐵質的食物。例如嬰兒穀物、菠菜泥、肉泥等等，不然寶寶很可能在 6 個月到 24 個月這個階段面臨缺鐵性貧血的情形。

嬰兒配方奶也是有鑑於此，把鐵質含量加到每 1000cc 的配方奶含有 6~18 毫克的鐵，依各家廠牌不同而調整。當然我們並不是鼓勵喝配方奶而不喝母奶，畢竟母奶中的鐵還是比較好吸收。但是我要提醒媽媽們，純母乳哺餵的寶寶不要忘記要適時補充富含鐵質的副食品喔！至於要不要吃鐵劑就應該交由醫師替你做進一步的評估即可。

# 許醫師的小提醒[+]

**你所不知道的母奶小優點：**

母奶因為含有乳鐵蛋白的成分，而且它的鐵是 2 價鐵
($Fe^{2+}$)，身體可以直接消化吸收，而牛奶的鐵是 3 價
鐵 ($Fe^{3+}$)，身體必須先把它還原成 2 價鐵才能吸收，
這個程序又會把紅血球氧化成不穩定的狀態，所以一般
我們說母奶中的鐵質好吸收就是這個道理。

# 寶寶總是躺著喝母奶，會容易感染中耳炎嗎？

## 奶水進入耳咽管會引發感染？

母奶的好處漸漸廣為人知後，有愈來愈多的媽媽堅持母奶哺餵。但是餵母奶可不是一件容易的事，產後拖著疲累疼痛的身體，還要為寶寶擠出奶水實在辛苦，認真的媽媽應該有更輕鬆愉快的餵法，躺著餵不失為一個好辦法。餵著餵著如果媽媽睡著了也沒有關係，寶寶也是邊吃邊睡，兩個人都可以得到休息。

但是問題來了，究竟躺著餵奶，寶寶會不會得中耳炎呢？首先我們必須要了解小寶寶的耳朵結構和中耳炎的定義，從寶寶下鼻道往內延伸經過鼻腔到達後咽部的地方，這裡有一個耳咽管，耳咽管直通中耳腔。中耳炎經常是因為感冒、鼻腔發炎腫脹，導致耳咽管通氣不平衡，使病毒細菌往內跑，進入中耳腔造成感染，引起發炎反應使分泌物增多甚至積膿，緩解後的中耳積液還會持續一段時間。

根據上述說明我們便能得知，寶寶躺著喝奶的時候並不讓耳咽管變得不通暢，當然不會引起中耳炎！如果寶寶有嗆奶，只要幫寶寶拍一拍，稍加清理就行了，鼻腔裡的ㄋㄟㄋㄟ很快就會流出來，它不會影響到耳咽管或中耳腔，哺餵母乳的媽們仍然可以放心的躺著餵奶，千萬不要太累囉！如果要預防寶寶中耳炎，倒不如按時帶孩子去接種五合一疫苗及肺炎鏈球菌疫苗等，才是更實際有效的方法啊！

# 當寶寶開始嘗試副食品，這些事一定要知道！

## 副食品對寶寶好處多多

新手爸媽經驗不足，不太知道寶寶何時可以開始嘗試副食品？其實只要滿四個月大後，開始可以嘗試給他副食品。添加副食品主要有幾個用意，下面就跟大家說明一下：

### ◆訓練寶寶咀嚼的能力，練習頰肌與舌頭協同作用

讓寶寶除了吸吮奶嘴奶瓶之外，還能開始練習不同的進食方式。在寶寶吃固體食物的時候，他會用頰肌與舌頭攪拌食物，並充分與唾液混和成為滑順的一團食糜，然後運用舌根把食團推到後咽部，接著把會厭軟骨上頂關閉呼吸道，並用吞嚥的肌肉讓食物順勢自然滑入食道裡面。這一連串複雜的吞嚥機制，是必須經過練習的。寶寶學會了這個機制，他就不容易嗆到。

### ◆鍛鍊牙床，刺激牙齒生長

寶寶透過副食品在口腔內的練習咀嚼運動，可以使他的牙床更形堅固，同時刺激乳牙的萌發。

### ◆訓練口語能力

國語語音包括韻母和聲母，各有不同的發音位置與發音技巧，如果要每個音都發得正確，就要充分開發寶寶口腔內

的每個角落，這就得透過刺激口腔內的各個部位才能達成。經由咀嚼食物的過程，讓食物碰觸口腔中的所有角落，訓練舌肌、頰肌、吞嚥肌等等堅強有力，才能開發到將來發音要用到的每條肌肉以及口腔中的每個位置，這樣以後說話才說得清楚。所以給寶寶學習吃固體食物還有這個重要的功能喔！

### ◆增進飽足感，補充奶類不足營養

　　給寶寶嚐鮮可以刺激他的味蕾，體會各種酸甜苦鹹和不同口感的食物，讓他適應各種食物的味道與質地，將來進展到固體食物做正餐的時候才不會偏食。固體食物還可補充奶類所不足的營養，例如膳食纖維、鐵、鈣、鋅，其他微量元素等等，所以一定要適時添加喔！經過這番說明，家長們可以了解，添加副食品不只是為了給寶寶額外的營養，更重要的還有上面所說這麼多特別的好處，所以絕對不是加到奶瓶裡面去給寶寶吸囉！把它拌成糊狀的用湯匙餵食才是正確的作法。

## 循序漸進，慢慢調整

　　值得一提的是在四到六個月這個階段，添加副食品的目的並不是給寶寶當做正餐，所謂「吃巧不吃飽」，這個階段仍應以奶類為主食。我建議媽媽可以在餵完奶不久後，如果孩子還有興趣的話，就可以給他嚐嚐你為他準備的副食品。如果是把副食品放在喝奶之前的話，恐怕寶寶吃完副食品就喝不下奶了。當然要是你的寶寶對副食物很有興趣的話，也可以用這種方式漸漸用副食物取代喝奶當做一次正餐，這時候孩子大約是七到八個月大也很合適了。

　　很多媽媽憂心不知道該給寶寶什麼才好，才安全，我的建議是不妨自己烹調，先從澱粉類食物開始。例如稀飯、山藥、馬鈴薯、番薯等等，記得要打碎煮爛，果汁機是個很好

用的幫手，攪碎之後用電鍋蒸熟，放入製冰盒中一格一格冷凍起來，等要吃的時候隨時拿幾塊下來再蒸熱，方便乾淨又營養。

　　一種新食物試吃三天，若沒有過敏反應就可以持續使用，之後就可以拿曾經試過的食材做各種排列組合，變換出不同的口感，讓寶寶吃得不亦樂乎！慢慢的蔬菜類例如菠菜、高麗菜、青花菜、紅蘿蔔，青豆等等也是這般如法炮製一番加進來，等寶寶吃出興趣來了，你就可以挑戰魚類，紅肉，蛋黃等等了。

　　原則上不必過度耽心寶寶會過敏的問題，你可以多方嘗試，這樣可以增加食物的多樣化，也可以幫助寶寶攝取各種不同的營養。如果真的碰到過敏的食物，要是中午吃，約莫晚上就會開始眼皮腫、皮膚癢。這時候請把這個食物關禁閉一個月，不是從此以後都不能碰喔！過了一個月後可以再重新開始，第一天吃一小口；若沒有反應，第二天吃兩小口；再沒有反應，第三天再吃三小口；如果一直都沒有過敏反應，恭喜他已經耐受這樣食物了。假設不巧在增量的過程中又發生過敏了，那就只好再請你停止使用一個月，然後才又慢慢開始，我們的腸胃還是有機會可以接納它的。要是每次的過敏反應都很嚴重，怎麼嘗試都不能耐受它，那就只好跟這樣食物說掰掰，從此再也不要想它了，畢竟總是可以從其它種類的食物得到類似的養份的。

## 別錯失嘗試副食品的黃金期

　　有時會遇到一些孩子都已經一歲了還是只有喝奶，不喜歡吃固體食物。這有部份原因是因為寶寶太慢嘗試副食品，以致於他漸漸懶得去咀嚼食物，只貪求輕鬆吸奶的方式。每到吃飯時間就愁眉苦臉、食不下嚥，飯菜被收走以後，等會

兒又說餓了，幾次下來孩子就學會用這招耍賴的方式，最後養成不愛吃飯的習慣，造成孩子便秘、腹痛、營養不均衡的結果，所以別小看添加副食品這個小小的動作，它可是對孩子日後的飲食習慣有著深遠的影響呢！

## 接觸固體食物有什麼原則需要注意的呢？

| 年紀 | 四個月 | 六個月 | 八個月 |
|---|---|---|---|
| 主食 | 奶類 (6~8 餐/天)<br>依寶寶需求提供。 | 仍為奶類 (6 餐/天)<br>每餐增量次數減少。 | 用一個固體食物取代一個奶類作正餐，每次量約大人的半碗。 |
| 副食品種類 | 從澱粉類先開始如米精、山藥、馬鈴薯。<br>水果類可先嘗試香蕉、蘋果、柳丁。 | 試過合適的可續用。<br>再新加蔬菜、蛋黃。 | 試過合適的可續用。<br>再新加肉末、魚肉。 |
| 質地 | 糊狀 | 軟爛 | 以入口易吞的程度 |
| 注意事項 | 開始添加副食品。<br>副食品不是丟到奶瓶中，而是製成糊狀用湯匙餵食。 | 儘早使用副食品並不會增加過敏的機會。<br>可提高寶寶對固體食物的接受度，避免日後偏挑食。 | 不必太耽心過敏的問題，要多方嘗試。<br>透過腸道的吸收可以訓練身體對食物的耐受性。 |

| 年紀 | 一歲 | 一歲半 |
|---|---|---|
| 主食 | 三餐奶類與兩餐固體食物。 | 三餐固體食物與一餐奶類。 |
| 副食品種類 | 任何大人的食物都可以嘗試。 | 吃過會有強烈過敏反應的食物，可再慢慢調適或乾脆不再碰。 |
| 質地 | 切小丁，易於用手捏取的大小，具口感以練習咀嚼的能力。 | 像大人一樣的質地但小塊一點。 |
| 注意事項 | 蜂蜜必須滿一歲才可吃，因為裡面可能藏有肉毒桿菌的孢子，一歲之前易被感染。市售鮮乳、優酪乳也是滿一歲才可吃，一歲之前喝會胃腸出血。不必把孩子的食物弄得淡而無味。 | 應該讓孩子拿湯匙練習自己吃以增加吃飯的樂趣。不可邊看電視邊餵他吃飯，也不要逼迫他吃飯，才不會破壞吃飯的氣氛。 |

# 美味又營養的簡易副食品 DIY

## ◆小松菜稀飯

●材料：

小松菜葉子部分（1-2 片）、
稀飯

●做法：

1. 取 1，2 片小松菜的葉子。
洗乾淨後，用沸水煮過。
2. 煮好後加到稀飯裡用攪拌
機打碎攪拌。

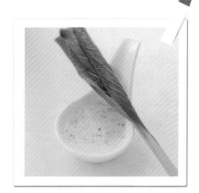

## ◆豌豆胡蘿蔔蛋黃稀飯

●材料：

豌豆（3-4 顆）、胡蘿蔔（少
許）、蛋黃（1/4 顆）、牛
奶（少量）、稀飯

●做法：

1 將豌豆煮軟，去皮。
2 將胡蘿蔔細切，煮軟。
3 取 1/4 顆的蛋黃，加少許
牛奶，攪拌後用平底鍋加熱
煮熟。
4 將準備好的豌豆，胡蘿蔔，
蛋放到準備好的稀飯上。

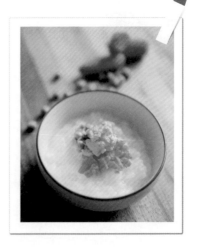

## ◆南瓜泥優格

●材料：

南瓜（適量）、無糖原味優格（1大匙）

●做法：

1 南瓜切塊，煮到軟。

2 南瓜煮軟後壓成泥狀。

3 在南瓜泥上加上原味優格即可。

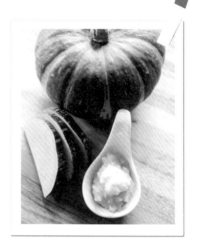

## ◆白土司香蕉牛奶粥

●材料：

白土司（去邊後切塊）、牛奶（約 50ml）、香蕉（1/3條）

●做法：

1 將牛奶和香蕉放入鍋子，一起煮沸。

2 當香蕉煮到軟的時候放入白土司。

3 只要白土司都有沾到牛奶，變軟後就可以關火

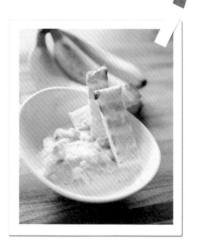

# 遲不長牙是缺鈣，
# 補充鈣粉才能快快長牙？

## 補充過多鈣粉當心腎結石

現在的父母，總是絞盡腦汁想要為寶寶多做一些事，深怕一旦遺漏了什麼，將來會對不起孩子，所以對寶寶就是那麼樣的鉅細靡遺，百般呵護。舉例來說，在門診常常會遇見煩惱寶寶不長牙的父母，特別是寶寶已經快滿周歲了，一點發牙的跡象也沒有，令爸媽好耽心啊！藥房老闆正好利用這個機會，給家裡有這個年齡層的寶寶的家長大力推銷鈣粉，說什麼吃鈣粉才會長牙，才會骨骼強壯！我要特別強調，任誰說得天花亂墜，你的寶寶根本不缺鈣，長不長牙與吃鈣粉沒有任何關係，吃鈣粉是未蒙其利先受其害，輕則引起便祕，重則造成腎結石。

數年前在新竹馬偕醫院有一群孩子陸續因為血尿來求診，經醫師幫他們細心的做腎臟超音波檢查之後，結果發現大家都有腎結石的問題，仔細追查之下赫然查出這些孩子都是吃了同一家廠牌的鈣粉，它的標示錯誤，鈣實際含量是標示的數百倍，這些孩子都服用了過量不必要的鈣，所以引發了腎結石。 是不是很恐怖！

## 其實寶寶根本不缺鈣

根據建議，一歲以內的寶寶每天所需的鈣 270 毫克就夠了，而母奶每 1000cc 平均可提供 340 毫克的鈣；配方奶依各家廠牌不同，每 1000cc 可提供 600~1300 毫克的鈣；另外，給寶寶吃的大骨湯、吻仔魚 還沒算進來喔！這樣算起來就可以知道，小娃娃並不會缺鈣。

到了一歲以上，小朋友鈣的每日建議容許量 RDA(Recommended Daily Allowances) 可提高到 700 毫克 / 天，但這時孩子除了喝奶之外，也會吃到更多富含鈣質的食品。因此此時只要固體食物吃得夠豐富、夠多樣化，你的孩子是不缺鈣的。

所以父母們別再為寶寶長不長牙這件事操心了！我常告訴父母寶寶的牙是裝飾品，不是用來吃東西的，他就算沒長牙，光用牙床就可以吃得嚇嚇叫了，不管多硬都咬得動。如果希望寶寶快長牙反倒應該在沒牙時多給他一些需要咀嚼的東西，刺激一下他的牙床，很快就會發牙了。

要提醒家長的是如果寶寶過了一歲半真的還不長牙，這時候我們就該當心了，好好地替他檢查一些內分泌方面的問題囉！請大家不要再煩惱長牙這件事了，長牙確實與吃鈣粉無關，不要再買鈣粉來吃才是正確的！

# 孩子挑食或拒食問題，父母該怎麼辦？

## 常見的挑食與拒食問題

這真的是一個大哉問啊！所以我要用一個很大的篇幅來慢慢講。相信這個問題也困擾著很多家長，我自己的孩子以前也是這樣，令人憂心忡忡。後來在彼此經過一番調適之後，現在這件事就不再困擾我們了。

根據我的觀察，家長眈心孩子不吃飯而來門診求助的，大概可以分為幾種常見的類型：

### ◆食慾與食量父母不滿意

最常見的情形是我看到孩子明明就長得很好，爸媽還是不夠滿意，令我印象深刻的是一個才六個月大已經 9 公斤的寶寶，媽媽仍抱怨寶寶吃得太少說：「以前都吃 200cc，現在 150cc 都吃不完！」我問她，多久吃一次？媽媽說：「固定三個小時就要吃一次呢！」

### ◆只愛玩卻不愛吃東西

另外一種情形是兩歲左右的小朋友，看起來長得很「精瘦」，在診間跑來跑去，活力旺盛，阿媽抱怨這個孫子總是只愛玩，不愛吃，每次吃飯吃沒幾口就跑掉了，好像永遠都不會餓的樣子。

## ◆正餐不吃只吃零食

還有一個狀況是爺爺說小朋友正餐從來都不乖乖吃，吃飯時看電視看得入迷，餵他吃飯的時候，湯匙都送到嘴邊了也不把尊口打開，真是連飯來了都不張口。仔細一問，孫子幾乎零食、糖果不離手，只要孫子稍微鬧個脾氣，爺爺就用零嘴安撫；只要孫子看到路邊好吃的東西就要爺爺買，以致於小朋友永遠處於半飽不餓的狀態，當然在正餐端出來的時候，小朋友就愛吃不吃了。

## ◆老覺得小朋友長不大

媽媽帶孩子來門診，很耽心的地說小朋友長得很瘦很矮，雖然他已經吃得不少了，但是怎麼樣就是長不大，不知道要怎麼辦！我仔細的看了看：他的生長曲線從小到大一直保持在 15th%，從來沒有掉下去過，我再仔細的問了問，媽媽身高 150 公分，爸爸身高 165 公分！可見這樣的曲線就是孩子自己正常的身材。這種期望「孩子，我要你長得比我壯！」，或是「孩子，我要你長得像大樹一樣高！」的心情，真的是大家都是這樣，相信所有的父母都會心有戚戚焉。

## ◆只接受特定食材

再舉一種例子給大家聽，有一種小朋友長得還可以，胃口也還不錯，但是他只吃某種固定的食物，對其它種類的食材接受度很低，像我家的寶貝就特別愛吃「三白」白飯、白麵條、白牛奶，對於媽媽煮出來的新花樣一律敬謝不敏，非得經過反覆出現在餐桌上好幾次了，才勉強碰碰嘴巴，經過好說歹說好幾回合了，才願意張嘴嚐嚐看。不過現在倒是愈長大愈改善這種情形了，喜歡的食物種類愈來愈多，對新的食材也很勇敢地嘗試，然後也很快就能適應了。

## ◆對特定食物有恐懼症

　　另外有一種少見的拒食情形是：小嬰兒看到奶瓶就哭，或是大一點的孩子看到某種食物，打死也不肯吃，例如帶刺的魚，這大多是因為過去在用這些食物的時候曾經發生過不愉快的經驗所致，例如哽到或嗆到，以致於使孩子心生畏懼，深怕再發生一樣的經歷，所以說什麼也抵死不從，很難再教他接受這一樣食物。

　　其實你知道嗎？真正生長遲滯問題的孩子都不是來看長不大的問題的，我就曾經在門診看到一個來看發燒的小朋友，都已經三歲了，體重還不到 10 公斤，指甲藏污納垢，衣著也顯得髒亂，感覺上病厭厭的，一付爹不疼娘不愛的樣子，與其他人互動也很少，這就是真正有問題的孩子。

　　近年來有關研究孩童餵食困難問題，被廣為引用的就是美國華盛頓國家兒童醫學中心 Kerzner 教授所發表的文章，他分析孩童餵食困難的情形，並且把它分成幾類，然後給父母一些建議來解決孩子餵食困難的問題。配合我們的當地文化，我將這些資訊歸納作以下幾點：

## 父母錯誤的期望

　　每個寶寶健兒手冊裡面都有生長曲線表，大家不妨拿出來看看，平均來說：一個足月兒出生的時候體重約有 3200 公克，身高約有 50 公分，在正常的餵食之下，頭一個月可以增加一公斤，到了四個月大的時候體重已經可以達到出生體重的兩倍，好像吹氣球一樣長得很快，爸爸媽媽一定很有成就感，而且也很開心於寶寶胖嘟嘟地很可愛的模樣。

過了四個月大之後會發現生長曲線漸漸趨緩，不再直線往上衝了，這是因為寶寶可能面臨厭奶期，或者寶寶開始會離開床舖，增加活動量，當然不可能再一直胖上去啦！正常的嬰兒到了一歲的時候，體重也不過是出生體重的三倍重而已。

我常常遇到媽媽帶四個月大的寶寶來我的門診抱怨小孩一次喝奶不到100cc，這時候我都會恭喜媽媽，替寶寶感到高興，因為寶寶四個月大變聰明了，變得愛玩不愛吃，喜歡找媽媽講話，所以吃一下子就分心了，一定要等到將睡未睡的時候才會乖乖地邊睡邊吃。其實看寶寶的生長曲線，完全沒有落後，從出生到現在都是50th%，有的甚至一直都保持在97th%（一百個同年紀的孩子來比較，他是前3名），根本就是大寶寶，只是媽媽一時無法接受孩子怎麼突然吃得變少了？體重不再飆漲了？其實這樣才是正常的啊！我都會告訴媽媽不要總是只有注意孩子有沒有長胖。有沒有長聰明才是重要啊！我們可別忘了也要注意孩子的動作及智能發展喔！

這種情形其實重點是在教育家長的想法，而不是在治療孩子，因為孩子根本沒有問題，就請家長依孩子自己想要吃的量來提供所需，就是最剛好的食量了。父母如果有過多超出正常範圍的期待，就會常常為了給孩子多吃一兩口飯而把自己累得精疲力竭。有的是用苦口婆心的方式拜託孩子再來一口；有的會用交換條件的方式，多吃一口飯就買一個玩具；有的甚至使出高壓統治的方式，不把這一口菜吃下去就別想離開餐桌。其實用這些方法都將適得其反，本來可以快快樂樂享受吃飯的氣氛的，後來反而會讓孩子對上餐桌吃飯這件事情心生恐懼，媽媽餵飯也餵到氣得半死，對父母對孩子都沒有好處，弄得兩敗俱傷。

## 活力旺盛但胃口有限的孩子

　　這種孩子愛玩不愛吃，每次吃飯都要三催四請，他還是專注於他的遊戲上無動於衷。這類孩子的特徵是活潑好動，但很少有肚子餓的跡象，吃飯的時候容易分心，一下子又想跑掉了。

　　根據研究，長大不愛吃東西的孩子往往是從「拒絕副食品」就開始種下起因，也就是從吸奶轉換成湯匙餵食或手抓食物這個時間點開始的，如果轉換得不順利，將來就可能對固體食物興趣缺缺，所以我都會提醒家長要儘早開始給孩子嘗試副食品，從四個月大就可以開始了。一來給寶寶體驗不同的味道，二來給寶寶訓練不同的吃法，不必耽心過敏的問題，早一點開始並不會增加孩子過敏的機會。到了寶寶九個月、十個月大的時候，你應該讓他邊玩食物邊吃食物，再趁機從旁邊餵，雖然免不了要弄得亂七八糟到處都是，最後媽媽又得收拾這一切，但是這樣的辛苦是會有回報的，因為孩子會喜歡上食物，更重要的是他會喜歡上餐桌吃飯的感覺，將來長大吃飯的時候自然會乖乖的坐在餐桌，吃完他的東西。

　　如果孩子已經三、四歲了，確實有這個問題的話，可以想見的畫面就是爺爺奶奶端著碗拿著湯匙，在孩子後面追著跑，小朋友的態度就是愛吃不吃地跑來跑去，這玩玩、那摸摸，讓爺爺奶奶像僕人一樣的服侍小王爺小公主吃飯。請不要再這麼辛苦了，遇到這種情況的孩子，解決的辦法就是要教他們「吃飯的規矩」，依我的觀察及專家的建議，最好的方法如下：

## ◆不要一直餵食

其實少吃一塊肉或是少吃一口青菜並不會怎麼樣，重要的是讓孩子學會吃飯這件事是自己的事，不是父母要拜託你做的事。過去年代，家裡那麼窮，小孩又多，大家搶著吃餐桌上僅有的地瓜簽、蘿蔔乾都來不及了，哪還有人挑三撿四不吃的，不吃的人就自己餓肚子去吧！

想想就是不餵他會怎麼樣呢？他會趴在餐桌上，翹著嘴巴一口也不吃？還是隨便吃兩口就跑去玩了？或是真的餓了，自己就會動手吃幾口？不要耽心，這樣已經跨出成功的第一步了，請一定要堅持下去，一兩餐吃得少，或一兩天吃不好對孩子不會有任何影響，如果心軟了，忍不住又拜託起他了，下次就會再用這樣的態度什麼也不吃，或是給你面子吃幾口就算數了，又要重頭來過，重演這種辛苦的戲碼。信不信有的孩子到了小學三年級還需大人餵才肯開口吃飯！到底是誰的錯呢？被這樣孝子過度的父母慣壞，吃飯變成一件辛苦的事，最痛苦的其實是孩子！

那麼你認為要從多大開始才要給他自己吃呢？一開始接受副食品就要讓他有機會自己動手吃，一直練習一直練習，他就愈來愈有興趣自己吃，自然而然到了三、四歲的時候「自己吃飯」這件事就不會是個問題了。

## ◆先讓孩子餓一下

如果你希望小朋友在吃飯時間乖乖吃飯，當然要讓他感覺到有肚子餓啊！像我前面所舉的第三個例子，爺爺動不動就塞給孫子一點小零食，使孩子一直處於半飽不餓的狀態，這些孩子我戲稱為「沒餓過」的孩子，既然不餓，怎麼可能在吃飯時間乖乖坐在餐桌上呢？

這種狀況我會建議先從晚餐做起，從中午到晚上這五個小時完全不給任何食物，包括點心、飲料，渴的時候只喝白開水。傍晚的時候帶孩子去公園跑一跑，運動一下，消耗熱量，讓血糖降低，可以促進晚餐的食慾。我發現有一招很管用，就是帶小朋友去游泳、玩玩水，因為游水的時候須要用到全身許多大片的肌肉，耗費大量的葡萄糖及肝醣，更容易引起飢餓感，下一餐的胃口就會特別好，不妨試試看！

### ◆杜絕任何誘惑

對這些吃飯比較容易分心的孩子，請不要再在吃飯的時候給他玩任何玩具，也不應該開電視給孩子看，然後在旁邊一直餵。如果給孩子玩玩具或看電視，他的心裡絕對不會專注在吃飯這件事上，孩子完全不知道自己在吃什麼，他只是呆呆地張口，眼睛要不是離不開他的玩具，就是離不開他的電視，有時候甚至還忘了動嘴巴咬呢！很多家庭就是這樣的用餐模式！

但是這樣的餐桌氣氛是很不對的，用餐的時候是一家人難得相聚的時刻，家人應該把握這個時光好好聊聊一天的所見所聞，溝通彼此的心情，增進彼此的感情，如果大家都自顧自的都沒有互相說話豈不是很可惜嗎？所以用餐的時候儘量不要有其它干擾，就是專注在吃飯這件事上，孩子才會吃得快，吃得開心。

### ◆設定吃飯時間

對於胃口本來就不大的孩子，這點更重要，一般希望孩子可以在 30 分鐘之內吃完他的一餐食物，因為當我們開始

進食之後，血糖就會上升，等血糖達到穩定高度的時候我們就會覺得飽了，這時候再要孩子多吃一點就會有些困難了。

專家的建議是：父母可以決定用餐時間、在哪吃、吃什麼，但請把「吃多少」的決定權交給孩子吧！當然時間到了就把飯菜收掉這種做法是用在吃飯不專心拖拖拉拉的孩子上，如果大家用餐氣氛愉快，聊得也很開心，吃個一小時也是很幸福的事啊！

餐桌收掉之後接下來才是重要的事，剛剛不專心吃飯的小朋友相信過不了多久就會餓了，這時候他就會來說「媽媽，我肚子好餓！有沒有什麼可以吃的？」此時請堅定地告訴他「沒有！」，我知道這樣做很困難，如果還是不忍心給了他點心，下次用餐時間，孩子又要跟那一碗吃不完的飯痛苦糾纏很久，如此惡性循環，孩子永遠處於半飽不餓的狀態，但吃正餐飯卻又很痛苦。早日認清吧！這是大人養成的壞習慣，卻讓孩子和自己都辛苦！

### ◆讓孩子參與準備食物的過程

三、四歲的小朋友最喜歡玩扮家家酒的遊戲了，給他參與準備食物的過程他一定會非常開心。我的老婆從小女兒四歲起，每到做晚飯的時間，就會叫小朋友來廚房，請她們幫忙洗菜，教她們把爛掉的葉子挑出來；教她們怎麼撿出壞掉的蛤蠣，還有讓小朋友用果汁機打南瓜泥，準備自己待會兒要吃的南瓜濃湯。告訴你，小朋友真的玩得不亦樂乎！其實給他們做這些事情並不危險，也不會增添太多麻煩，還能就近看管小朋友。

你還可以請小朋友幫忙擺碗筷，讓他們幫忙，他們也會很有成就感，感覺自己長大了。孩子們的參與度愈高，愈會重視吃飯這件事，等熱騰騰的飯菜上桌了，孩子一定會迫不及待的想要吃吃看，並告訴家人「這是我幫忙做的喔！」孩子會因為這是他自己做的晚餐而更愛吃這頓飯。

另外記得，先吃飽的人也不能先跑掉喔！等大家都吃飽了可以請小朋友幫忙收拾，從簡單的餐具先讓他練習起，不要怕孩子打破碗盤，如果他真的打破了也不要責備他，因為他下次一定會更小心。這樣一來可以付予他們一些責任心，讓他們知道做家事不是媽媽一個人的事，二來可以訓練小朋友精細動作及專注的能力。總之，給孩子參與的機會，讓他知道煮飯的點點滴滴，孩子會覺得有趣，也會體會媽媽的辛苦，也不必一直自己唱獨腳戲，忙煮飯、忙餵飯、忙洗碗，這也太累死自己了吧！

## 感官性挑食

前面提過第 5 種例子，臨床上稱為「感官性挑食」。這些孩子吃東西非常侷限在特定的口味、質地和外觀上，特別對接受新的食物頗有困難。漸漸的，食材變化愈來愈少，日子久了必定會有些營養素缺乏。通常最常見的就是維生素、鐵、鋅等營養素會攝取不夠，而且同一種東西吃多了也是會有問題的，而且只吃某一類食物，特別是只吃軟的東西的話，對於口腔發展的訓練也會有所不足，使得孩子日後咀嚼的能力、吞嚥的協調性，甚至說話構音的清晰度都會有所影響。遇到這種情形，解決的辦法最重要的就是誘導而不強迫，慢慢把孩子從怕這個食材，誘導到嚐試這個食材，進而喜歡這個食材，根據我們家的經驗以及專家的建議，我歸納出一些方法：

## ◆讓食材消失

如果你認為這食材很棒但孩子短時間內還不能接受它時，就先讓這個食材消失吧！舉例來說不愛吃南瓜塊，可以把它打成南瓜濃湯；不愛吃高麗菜，就把它切碎碎混入他愛吃的肉與蛋中做成炒飯；洋蔥、紅蘿蔔、地瓜蒸泥做成可樂餅 這樣仍然可以讓孩子在不知不覺中攝取到這種營養。

## ◆慢慢開始

採取漸進式的做法，新的食物只有一點點，每次都出其不意地出現在他喜歡的食物裡面，或許這樣的嚐試要經過10次、20次，若孩子不排斥它的話，就可以加重新食材曝光的次數和比重了。

你也可以在小朋友面前表現出一副吃得津津有味的樣子，讓他也很想嚐嚐看。切忌用強迫推銷的方法，因為這個年紀的孩子正處於違拗期，愈是叫他做，他愈是偏不要。有的孩子還會因為心理的因素，吃到嘔吐！這樣不愉快的經驗還有可能使小朋友畏懼這項食材，反而適得其反！

## ◆適度鼓勵

當孩子挑戰食物成功之後，我都會給他一個「愛的鼓勵」，讓他開心的認同自己，他就會更喜歡再度嘗試這個新的食物。經過這樣循序漸進的方式，孩子一定可以接受更多不同口感，不同味道的東西，慢慢克服 「感官性挑食」的問題唷！

## 小朋友看起來發育不良、健康狀況也不好

　　這些大多是家庭有些問題的孩子，明顯有被照顧者疏忽的可能。這些孩子外觀往往都不是很整潔，進食的情形也不規則，有時候還會用糖果、飲料裹腹，也因為長期營養不良導致他們的身高體重都低於標準，抵抗力也較差，所以常常生病，而且病得都不輕。

　　像這樣的情形更需要醫師積極介入，同時還要聯合心理治療師及社工師共同去關心他的家庭，才能根本解決孩子的問題。

## 輕鬆育兒小撇步

　　前面有提及有些家長身材便無特別突出，卻因為望子成龍心態，希望小孩高大壯碩，我們可以試算一下孩子成人時的預測身高，方法如下：

(A)
男孩的預測身高為 ( 父親的身高 + 母親的身高 +13)÷2
女孩的預測身高為 ( 父親的身高 -13+ 母親的身高 )÷2

[ TIPS ]

(B)
再看孩子現在的身高是多少，現在位在生長曲線的什麼百分比，延著這條線一直延伸到 20 歲時得到一個數值：代表以他現在的進度，他未來的可能身高是多少。

(A) 與 (B) 兩相對照，如 (A)(B) 相差 5 公分以上，表示孩子現在的生長有些落後。這可能有兩種情況，一種是孩子目前真的攝取不足，養份不夠；另一種是父母小時候也是比較瘦小，到青春期才突飛猛進。所以你可以想想自己小時候是不是也是這樣的狀況。如果 (A) 與 (B) 是吻合的，那就表示小朋友長得很好，家長不必一直給自己壓力或給孩子壓力。倒不如用心在孩子各項健全的發展上還更有意義呢！

# 家長一定要注意的挑食
# 或拒食情形！

## 潛在疾病的徵兆

前面說明了許多孩童厭食或拒食的情形中，絕大多數透過了解孩子的氣質傾向及改善親子餵養的互動關係之後都能得到明顯的改善，不過仍然有些情況是因為孩子有潛在的疾病才使得他吃不下東西，在此特別提出來請大家特別留意。

### ◆明顯的嘔吐情形

孩子在進食時經常有明顯作嘔的動作或是真的吐出來。在新生兒最常發生的就是胃食道逆流，若是一個月大的娃娃有噴射性嘔吐，而且愈來愈嚴重，使得他日漸消瘦，我們就要檢查有無幽門肥厚狹窄造成阻塞的問題，若有，這可是要開刀的呢！若在幼兒有的因反覆上呼吸道感染使得咽喉扁桃腺過大及腺樣體增生，以致於堵住喉嚨的入口，也會造成吞嚥困難。

### ◆口腔疼痛食不下嚥

若在進食時孩子會喊嘴巴痛，還伴隨流口水，連口水都吞不下去。最常見的就是大家所熟知的腸病毒咽峽炎，其它例如化膿性扁桃腺炎、皰疹性齒齦炎等會造成口腔潰瘍的疾病，就會讓孩子痛到不能吃飯。

## ◆經常嗆到吞嚥不順暢

　　孩子在進食時很容易嗆到以致於畏懼進食，這在一般的孩子最常見是吞嚥不協調的問題，透過學習都會改善。但若是在腦性麻痺的孩子常常還會造成吸入性肺炎，就要透過復健治療、口腔訓練才能得到改善。

## ◆哭鬧不安伴隨血絲便

　　寶寶在喝奶後 1~3 小時若有這種現象，而且每次症狀和餵奶都有明顯相關性，有的寶寶甚至還會解血絲便。這種情形大多發生在出生一個月左右，會持續到 3 個月大左右，但也有的解血便甚至持續了一整年才好，這種病症稱為蛋白質所引起的大腸發炎 (food protein induced proctocolitis ) 其中 60% 是純母奶哺餵的寶寶，40% 是牛奶配方奶或豆奶配方奶哺餵的寶寶，遇到這種狀況大多不必太耽心，因為等腸子適應之後就會改善了。如果症狀太嚴重，導致寶寶有貧血現象時，我們也可以試試以母奶哺餵的母親請停止吃任何有牛奶成分的製品，哺餵配方奶的寶寶則可改用蛋白質水解的配方奶，這樣寶寶喝奶不舒服的症狀就會得到改善。

## ◆副食品造成的腹痛腹瀉

　　另外一種比較厲害的腸胃道過敏症，發生在添加副食品之後，往往也會使得孩子腹痛、腹瀉、拒食，就是麥粉與麵麩的不耐症 (Celiac disease)。

　　這些孩子對小麥麩質、大麥蛋白、裸麥蛋白過敏，它是一種與遺傳有關的疾病，在北美帶有這個遺傳因子的人很

多，他們接觸到這類食物之後，小腸黏膜漸漸會被破壞，使得腸胃道無法吸收養分進而導致營養不良，肌肉萎縮、缺鈣及維生素Ｄ以致骨骼發育不良，缺鐵性貧血、免疫功能缺失，生長發育遲緩。影響的層面很廣，治療的唯一辦法就是一輩子都不能吃上述這些麥類（除了燕麥例外），小朋友慢慢就會恢復正常。

## ◆腹腔有硬塊與腫瘤

另外有些孩子食物吃不下去則是要注意腹腔中有無腫塊造成堵塞而影響食慾，例如肝腫瘤或腎腫瘤等等，不過這種情形是少之又少，大家可以不必太過耽心。

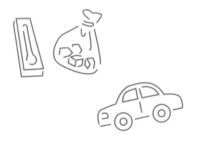

# 刻意定時定量餵食小寶寶
# 反而是苦了家長

## 別把小娃娃當成機器人

每個孩子都有自己的生理時鐘，對吃的需求也不盡相同。不要說每個寶寶都不同，就算是同一個寶寶，每天，甚至每餐的食慾也不完全一樣。所以硬是要規定寶寶每餐都要定時定量，到頭來只會把媽媽弄得身心俱疲，寶寶也是經常很不滿意地哇哇大哭。

門診時，經常有媽媽會苦惱寶寶總是不喝奶，或是她的寶寶總是大小餐，進食量不一，這時候我都會先勸媽媽放輕鬆。娃娃是人，不是機器人，他沒有必要按表操課，就算是大人自己也並不是每餐胃口都一樣好，每餐都吃得很多，不是嗎？所以媽媽們不妨以寶寶一天的總量來看，其間雖然有大小餐，或時間有一點提早、延後，都不必太在意，依寶寶的需求來餵食，寶寶才會吃得開心。

## 從平日觀察中調整餵食量即可

平常建議 3~4 小時餵一次的道理，是因為配合寶寶胃排空、腸吸收後血糖再下降所需要的時間大約為 3~4 小時，但卻不是硬性規定地不能改變。如果他提早哭了，下一餐就該加量；如果他喝完你給的奶之後還意猶未盡，就可以再多給一些；

如果他這一餐已經吃不下，就別再硬塞；如果他半夜已經可以一直睡都不必起來，就別再把他挖起來吃了。

常常遇到的狀況是父母刻意限量，寶寶尚未滿足就被剝奪了他最愛的ㄋㄟ ㄋㄟ，結果讓寶寶哭個不停，所謂「怕把胃撐大」，其實絕對沒有這回事！或是「吃太多會脹氣」，娃娃脹氣往往並不是吃太多所造成的。另外一種常遇到的狀況是寶寶明明還不餓，但所謂時間到了，就非讓他喝下去不可，這都是不正確的做法。

## 一般寶寶的食量參考表：

| 年紀 | 每次奶量 | 一天次數 |
|------|---------|---------|
| 1~2 週 | 60~90cc | 6~10 次 |
| 3~4 週 | 90~120cc | 6~8 次 |
| 1~3 個月 | 120~150cc | 5~6 次 |
| 3~4 個月 | 150~180cc | 4~5 次 |
| 4~6 個月 | 180~210cc | 4~5 次 |
| 6~12 個月 | 210~240cc | 3~4 次 |

## 許醫師的小提醒⁺

　　嚴格遵守定時定量用餐，是不符合嬰兒的生理時鐘的，有研究顯示，硬是要定時定量被軍事化管理的娃娃，雖然在短時間內可收易於管教之效，好像他會知道什麼時候該做什麼事，但長期來看，若是依寶寶自主的行為，照顧者能適時回應他的表現，滿足他的需求，不逼迫、不剝奪，這些孩子將來的情緒會更穩定，自信心會更強，所以有心的家長，不妨調整自己的作法，多試試看喔！

### 輕鬆育兒小撇步

**我來教大家一個簡單的算法：**
一個嬰兒的細胞基礎代謝所需的能量大約 50 大卡 / 公斤 / 天。四肢活動、體溫調控、排便漏失所需能量共約 30 大卡 / 公斤 / 天，如果要增加體重必需再吃到 30 大卡 / 公斤 / 天就可以達到。

**[ TIPS ]**

而每 cc 奶大約可提供 0.67 大卡的熱量；如果你的寶寶現在有 5 公斤的話，算起來他一天吃到 600cc 就可維持基本身體細胞代謝所需的熱量，再多吃 225cc 就可增加體重。

這當中的寬容度很大，如果把一天的奶量分配到各餐，每餐要吃多少的彈性空間就更大了。

# 小寶寶突然解綠便， 是不是被「打著驚」啦？

## 造成綠便的成因

　　要解開這個謎題，首先要了解大便的顏色是怎麼來的。各式各樣形形色色的食物經過消化之後來到大腸，再被吸收掉水份，最後就只剩下食物殘渣而形成大便。食物在經過十二指腸的時候加入了膽汁，是膽汁造就了大便的顏色。膽汁是由水、膽鹽、膽色素、膽固醇及其它酯質所構成，膽汁的顏色則是由膽汁成份中的膽色素 (bile pigment)、膽紅質 (bilirubin)，及膽綠質 (biliverdin) 所決定。老化、被破壞的紅色球可釋放出血基質 (heme) 在血流中循環，骨髓造血時剩餘的血基質也會在血流中循環，血基質隨血液運行到人體的網狀內皮系統時會氧化成膽綠質，再經另一種還原變成膽紅質，然後膽紅質由肝臟吸收，在肝臟內幾經作用最後得到膽紅質雙尿甘酸化合物，排出肝臟進入膽道成為膽汁的一部分。膽汁從十二指腸加進來之後與食物混合，就與食物一起進入小腸和大腸內展開漫長的旅程，在這個旅程中，腸道內的細菌也加入消化的任務，這時候重點來了，腸內菌很神奇的，悄悄把綠黃色膽汁內的成分消化分解掉了，轉而產生棕黃色的色素，這也就是為什麼大便是棕黃色的原因。

## 嚇到並不會解綠便

　　由上述的說明可以知道，食物在消化的過程中被加入了綠黃色的膽汁，食物一邊被消化吸收，膽汁也漸漸被轉換成

棕黃色，而在正常狀況下食物從嘴巴到大腸末端大約需要12小時的時間，如果走得太快，使得腸內菌作用的時間不夠，膽汁還來不及變色就被排出來了，這時候就會呈現出綠黃色的大便，而不是正常棕黃色的大便了。話說回來，寶寶嚇到，到底會不會大綠便呢？當一個人受到驚嚇的時候大多會刺激交感神經作出反應，例如瞪大眼睛、精神一振、採取防衛等動作，而交感神經對腸胃的作用是減緩其蠕動，反而增長其排空的時間，細菌更可以慢慢消化膽汁，所以不會排綠大便啦！

我們平常比較常見解綠便的情況是寶寶拉肚子的時候，因為腸蠕動很快，因此來不及變色，大便就是綠的啊！還有，有的寶寶食物中鐵質含量很高，過剩的鐵質吸收不了，就隨小腸黏膜脫落的細胞一起排出，也會讓大便顯得比較綠喔！其實綠色與綠黃色的糞便都是正常的，我們比較耽心的是寶寶如果排出白色的大便，請一定要帶來給醫師檢查。大便顏色太淡就是因為大便中不含膽汁成分的緣故，它有可能是膽道阻塞了，例如先天性膽道閉鎖；也有可能是肝細胞製造不出膽汁了，例如急性肝炎。這些都是很緊急的病，請一定要特別注意喔！

## 邊吃邊拉是消化不良？

邊看診時有些護孫心切的奶奶會擔心孫子怎麼邊吃邊拉，一吃就拉出來，是不是都沒有吸收啊？ 這其實是個很大的誤解，你想想，腸子那麼長，怎麼可能一進到嘴裡就馬上跑到屁屁出來呢？這其中必有蹊蹺！原來我們的消化道有個很特別的生理現象，叫做「胃結腸反射」。也就是當有食物進到胃裡的時候就會把胃撐大，之後透過迷走神經的反射作用傳到大腸，緊接著就會刺激直腸蠕動，於是就把存放在肛門口的便便擠出來了，這是正常的神經反射啦！

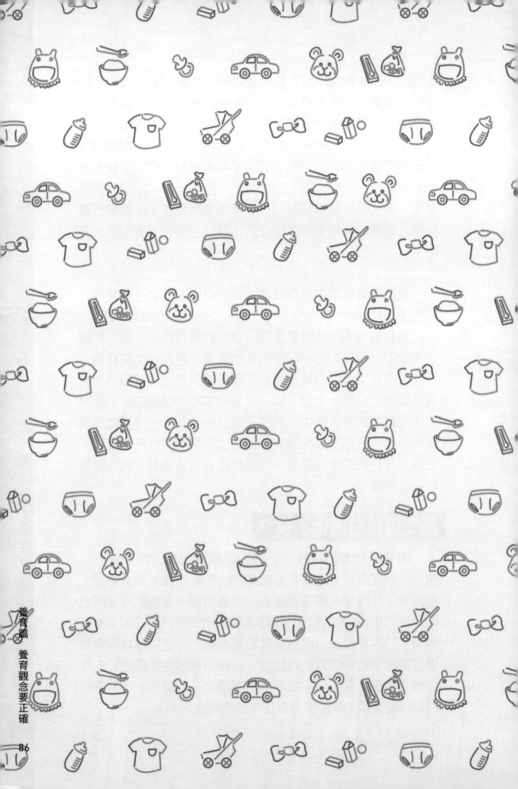

養育篇　養育觀念要正確

養育篇

# 養育觀念要正確

## 小朋友這樣帶才會頭好壯壯

孩子的成長包含身高、體重、頭圍這些我們稱之為「生長」；另外更重要的是「發展」，例如粗動作發展、精細動作發展、理解力及智能發展、人際關係的發展，這些遠比孩子有沒有長得胖嘟嘟，是不是高大？要重要得多。我們從孩子日常生活中的點點滴滴就要幫他注意：「發展」是不是趕上進度？如果有落後的情形就要盡早請醫師為孩子作評估。這一個章節我將告訴各位家長關於孩子發展的一些重要的觀念，以及破除一些錯誤的迷思，您會恍然大悟：喔！要注意這個的啊！

# 小男孩洗澡必須將
# 包皮退開清潔比較好？

## 過度拉扯當心撕裂傷

很多認真的家長們總是對小寶寶照顧得無微不至，深怕他身上長了小痘痘，或是身上哪個小角落沒有洗乾淨啦！於是連包住的地方也一定要翻開來，徹底清洗一番！其實男寶寶的包皮及龜頭是緊密的黏合在一起的，所以兩者之間不會有什麼髒東西掉進去，如果硬是把它扯開，一定會造成嚴重的撕裂傷，同時因為這個動作，反而撕開了一個空間，讓髒東西開始往裡面掉，才會藏污納垢。

我常常在門診看到焦急的家長抱著號啕大哭的寶貝來求診，打開尿布就看到小雞雞流血疼痛，一問之下才知道原來是家長太用心清洗寶寶的包皮了，對小朋友則成了「滿清十大酷刑」啊！其實清洗男嬰的包皮是有方法的喔！只要輕輕的把包皮往後退，退到有阻力的地方，洗到這裡就好，不要再往下剝了！黏合的地方是不會有髒東西掉進去的。

## 使用藥膏也很有效

三歲後，如果龜頭還是沒露出來，也不必急著去割包皮，現在大多用類固醇藥膏來擦，使用的方法也是輕輕的將包皮往後推到有阻力的地方，就在這裡塗一圈藥膏，然後把包皮放回來。隔天再往後推一點點，再在這裡塗上一圈藥膏。慢慢的慢慢的，大約一個月的時間，龜頭就會完全露出來了。這個方法既簡單，又不痛，還不必開刀，家長不妨試試。

其實我常告訴家長「不用急，包皮雖緊只要不影響功能，等他青春期過後，想割包皮再自己決定去割就好了。

## 小男孩是否該趁早割包皮

很多家長都很關心他的寶貝兒子到底要不要割包皮。在歐美，行之有年的男寶寶出生立即做包皮環切手術的這檔事，到今天似有返璞歸真的趨勢。新生兒割包皮到底有什麼好處與壞處呢？讓我來為您說分明。為新生兒進行「割禮」，早在數千年前的歷史就有記載，而且這個儀式普遍存在於各種社會及文化之中。在遠古的埃及壁畫裡就有描繪替新生兒進行割禮的事跡，甚至 4000 年前出土的木乃伊也有被割包皮的証據。埃及割禮代表的意義是象徵截斷嬰兒與母親的連繫，使他成為獨立的一個個體。

在猶太人的傳統中，新生兒必須要進行割禮，在舊約聖經裡就有這樣的記載：神與亞伯拉罕立約，要他們世世代代的男子在出生後第 8 天都要行割禮，神必賜福給他們，這是神與亞伯拉罕的「思典之約」，割禮就是神與他們立約的記號，代表他們對神的信心與誠心。除了這麼多歷史與宗教的理由之外，從 19 世紀開始有醫師嘗試用割包皮手術來治療疾病。後來醫學漸漸發達後，各種研究應運而生，大家開始在探討這個從遠古到今天存在千年的儀式：「嬰兒割包皮」到底真的有沒有好處呢？

2000 年國外期刊刊載了美國有個醫學中心一年出生男嬰約 15000 人其中 65% 都做了包皮環切手術，這些男嬰在一歲之內有 150 人得了尿道感染，其中 85% 是沒有割包皮的孩子，所以總結這樣算起來，沒有割包皮的男嬰在一歲以內得到尿道感染的機會約有 2%，而有割包皮的男嬰在一歲以內得到尿道感染的機會約有 0.2%，可見割了包皮的男嬰得到尿道感染的機會比較小。另外有人去研究，割了包皮之

後的男嬰尿道口附近的常在菌叢多是一般皮膚上的表皮菌，如金黃色葡萄球菌；而未割包皮的男嬰他們尿道口附近的常在菌叢多是易造成尿道感染的腸內菌，如大腸桿菌及克萊白氏菌等等，可見不同的尿道口環境會囤積不同的細菌。

在 2009 年的實証醫學統計顯示，在南非、烏干達、肯亞等非洲國家愛滋病盛行的地區，男生割包皮可以有效降低後天性免疫不全病毒 (HIV) 的散播，因為包皮內面是黏膜表皮，沒有角質層的保護，在發炎時很容易被 HIV 病毒入侵而造成感染。還有些研究顯示割包皮也能保護其他性病的傳染，例如皰疹病毒 (HSV)、人類乳突病毒 (HPV)，還有可以預防發生包皮炎、龜頭炎、嵌頓式包莖或甚至侵襲性陰莖癌的發生等。看了這麼多關於割包皮的好處的研究報告，您是否覺得男嬰一出生就幫他割包皮呢？其實這也不盡然，因為更多的研究報告出爐後，對新生兒男嬰割包皮又有更多不同的看法。

## 支持不割包皮的根據

2011 年另一本醫學期刊回溯整理發現割包皮在男性同性戀者之間的 HIV 預防及其它性病防治上並沒有顯著的實証醫學相關性；2011 年在澳洲的研究也顯示，男嬰割了包皮並不能拿來做為「預防性病的預防針」，割包皮用以預防愛滋病及性病只在非洲一些地區有其實証醫學的証據，在紐澳並沒有這種相關性，可見要預防性病應該著重在做好個人衛生與正常的性關係才是重點，而不是想利用割包皮來避免性病的傳播。而且我們還要考慮到新生嬰兒做這個手術是否安全？我們是不是低估了手術的危險性？這個手術對嬰兒是否造成痛苦？而且更嚴肅的是這是否符合嬰兒的意願與人權？在醫學倫理與法律上，為一個沒有自主權的嬰兒做這個決定是不公平的，因此在紐澳這樣的作法是被嚴厲反對的。

美國小兒科醫學會（American Academy of Pediatrics）也總結，雖然「新生兒男嬰割包皮」是有一定的好處，但是不能因此就全面的常規的把全國新生男嬰都割包皮，這是不符合公平正義的。這些人都是基於為嬰兒爭取自主權以及為免嬰兒受到不必要的傷害而反對這個手術，因為割包皮並非萬無一失的啊！手術有的時候會造成皮膚潰瘍、尿道口狹窄，或皮膚結痂纖維化拉扯住龜頭呢。根據統計，每 476 個割包皮手術就會發生一例併發症；割包皮每避免 6 個寶寶發生尿道感染就要付出 1 個寶寶發生手術併發症的代價。

## 全盤考量後再決定

所以各位父母您是否也做好決定了呢？不論您要做什麼決定都應該要完全瞭解：寶寶割包皮是基於什麼理由？它有什麼優缺點？寶寶割包皮是怎麼割的？由誰來割（宗教人士、婦產科醫師、小兒外科醫師）？寶寶進行手術有沒有麻醉？手術後怎麼照顧？會不會有併發症？您可以替寶寶做決定嗎？如果您都考慮周延了，相信一定可以做出最好的決定。

在這兒，我要特別提出一些一定要割包皮的理由：
1. 箝頓式包莖，因為勃起時包皮卡住腫脹發黑。
2. 包皮過緊以致長大後龜頭無法露出。
3. 包皮上有病變需要割除者。
而且這些理由都不是一出生就要割的吧！

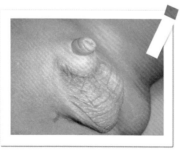

圖 01

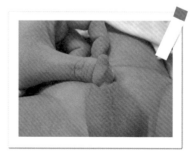

圖 02

**[ TIPS ]**

### 輕鬆育兒小撇步

另外有一些特別狀況是一定不可以割包皮的，例如：

- 尿道下裂絕對不可以割包皮，因為將來修補尿道下裂是要用到寶寶的包皮的。
- 陰莖受組織牽扯彎曲向上（Chordee）。
- 陰莖埋藏在周圍脂肪組織外露的部分很短如上頁圖 01
- 陰莖底部的陰莖皮膚縫沒有在正中間，意味著內藏陰莖扭轉的可能性如上頁圖 02
- 陰莖的外觀明顯偏向一側。
- 陰莖包皮與陰囊皮膚黏合在一起，使陰莖無法獨立操作。

# 小寶寶從床上跌落，
# 會有腦出血危險，
# 要趕緊做斷層掃描？

## 當心驚人輻射量

　　我在急診值班時，三不五時會見到父母抱著 9 個月左右大的嬰兒來，說寶寶剛剛從床上跌落了，頭部著地，拜託做一下電腦斷層看看有沒有怎樣。其實經過仔細的身體檢查及神經學檢查，發覺孩子的精神活動力正常，眼神靈活東張西望、抱媽媽抱得很緊、很怕陌生人、前囟門平坦無突起、四肢活動正常並無受限的樣子。此時我就會勸父母先別急，孩子目前的狀況很好，我們後續應注意的是什麼事項。解除父母的焦慮，並確定孩子目前無異狀，父母也就能安心的帶寶寶回家，再注意觀察就好。

　　首先要知道，X 光不是個好東西，電腦斷層的輻射量更是驚人，做一次電腦斷層所接受的輻射劑量相當於 40 倍的普通胸部 X 光的輻射劑量，讓孩子做這個檢查其實並非必要，特別是在孩子的理學檢查完全正常的時候，如果只是為了求放心，更不應該給孩子做斷層掃瞄，因為結果往往是正常的。在這個時候，醫師的責任是告訴家長後續可能會發生的狀況，例如遲發性出血或緩慢性出血，以及教導家長如何觀察孩子的症狀，例如眼神呆滯、步態不穩或持續嘔吐、囟門膨出、抽筋等等。

做家長的也要盡到自己的責任，聽從醫師的指示，好好觀察寶寶的狀況，經過 2 週的觀察期，如果都很平安就沒有問題了。

## 聽從醫師建議即可

值得一提的是，醫病關係緊張的現在，很多醫師拗不過家長的要求，即使寶寶明明很好，他也只好做防衛性醫療，排了很多不必要的檢查，因為病人的病況總不是百分之百不會有任何改變，倘若有那麼萬分之一的漏失，家長可能不容易接受。因此就給孩子排一大堆檢查，其實最後受苦的還是孩子。在這種情況的時候我常安慰焦急的爸爸媽媽：寶寶OK! 我們再好好觀察注意就好，用眼、用心比用機器更能看到寶寶的健康。

## 嬰兒搖晃症候群

另要提醒父母留意嬰兒搖晃症候群。嬰兒的頭相對地占身體較大的比例，就好像牙籤上插著一顆貢丸一樣；嬰兒的腦血管又很脆弱。在劇烈的搖晃的時候，甩動的力量容易造成腦組織損傷、小血管破裂形成蜘蛛膜下出血、或發生腦部小靜脈栓塞，這多半是因為一些不經意的動作而導致，例如：寶寶放在嬰兒搖搖床裡上下晃動得太大力；爸爸逗弄嬰兒時把他大幅度地上下拋接；嬰兒坐車時沒有使用後向式嬰兒安全座椅固定好，緊急煞車時嬰兒急速往前傾而甩到他的頸部；或是有時照顧者受不了孩子的吵鬧，情緒失控地用力打他或是使勁搖他。這些動作對嬰兒都會造成傷害，一定要特別注意喔！

# 新生兒太早學站會變 O 型腿,太早學坐會 得脊椎側彎?

## 別被外觀給誤導了

那只是外觀上的錯覺,小娃娃因為有雙小胖腿,所以外表上好像彎彎的,其實如果照 X 光,我們可以很清楚的看到裡面的小腿骨是筆直的,所以就別再煩惱了。骨骼是由礦物質和有機物所構成,礦物質有鈣和磷,有機物叫做類骨質。當骨骼中的礦物質缺乏時骨骼會變得鬆軟,腿骨因承受體重的壓迫就會變得彎曲,稱為「佝僂病」。

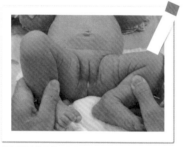

發展性髖關節發育不良有問題的一側關節外展受限。

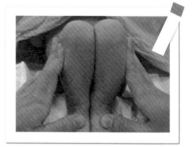

有問題的一側膝蓋高度較低。

## ◆吃配方奶的寶寶

在以往的年代,奶粉的成份若是鈣磷比例不對,或是維生素 D 不足的話,確實會造成新生兒骨骼的疾病,但是現代的配方奶都已經做到很好的調配,使每 100cc 的奶提供 50-75mg 的鈣,並且維持正確的鈣磷比約為 1.4~2:1,以促進鈣磷在骨骼上的沈積,另外還會添加維生素 D 使得鈣磷

的吸收更完全，所以不會有缺鈣、磷、或維生素 D 的問題。

## ◆吃純母奶的寶寶

　　現代母親攝取的營養都很均衡，純母奶哺餵的寶寶也能得到足夠的鈣和磷，若再注意到讓寶寶接受充足的陽光照射，寶寶就會製造出維生素 D，幫助骨骼的成長。只是記得我前面提到：為了維持嬰兒血中足夠維生素 D 的濃度，台灣兒科醫學會建議純母乳哺餵至 4-6 個月的寶寶，可以從 4 個月開始每天給予 400IU 的口服維他命 D 補充劑，直到開始使用固體食物為止。所以只要寶寶吃奶的量正常，天氣好的時候多抱出去曬曬太陽，並適時添加副食品，要因為養份不足而造成佝僂病、O 型腿，其實並不多見。親愛的父母親就別再耽心這種事了。

　　比較有趣的事是，在我的老師的老師的那個年代，結核病盛行，有的娃娃得到脊椎骨結核病，結果稍微一坐起來受力，脊椎骨就骨折了，難怪老老一輩的阿公阿媽會有「嬰兒坐起來脊椎會彎掉」這樣的迷思，所以總是不給小朋友坐起來。現在台灣的嬰幼兒結核病並不多，因此就沒有這個問題了。

　　其實重點是，我們應該要重視嬰幼兒發展！我們鼓勵讓孩子練習坐起來或站起來，就是要注意孩子的動作發展的意思。

## 對幼兒腿形及腳形應有的正確觀念

　　2 歲以下嬰幼兒膝蓋及兩腿的外觀看起來就是 O 型的，2到 4 歲外觀會轉變成 X 型，一直要到 5、6 歲外觀看起來才會是直的，這是正常的生理現象。

2 歲以下嬰幼兒有 90% 是扁平足，就是足弓消失，從後面看他站著的時候腳踝是外翻的。

　　我們要注意孩子是「彈性扁平足」，或是「僵性扁平足」。所謂彈性扁平足就是他腳沒有踩下去的時候足弓還在，但是一踩下去就扁掉了，這種多半是正常的，等他長大韌帶強固之後就會好了。所謂僵性扁平足就是他腳還沒踩下去的時候就沒有足弓了，這種情況有些是足骨或跟腱的問題，可以給兒童骨科醫師檢查一下。

　　家長也很想知道穿市面上的矯正鞋墊到底有沒有效？其實若是本來就會好的那一種，根據研究：穿與不穿並沒有什麼差別，家長就不要多花錢了！但若是因為扁平足造成走路痠痛不適，也可以給兒童復健科醫師看一下。

　　其實 2 歲以下嬰幼兒腿部最重要的病是「發展性髖關節發育不良」，這是嬰兒髖關節成長過程會發生的問題，特別是臀位產的寶寶、懷孕時羊水過少的寶寶、膝過度伸直的孩子、或有家族史的孩子。

　　程度輕微的用石膏固定矯正，程度嚴重的則要開刀治療。其實在健兒門診醫師都會幫您注意到這個問題，平常您也可以幫寶寶留心他有沒有「長短腳」的現象，並避免對髖關節有害的不良坐姿，例如 W 型坐姿，多給孩子保護髖關節的好坐姿，就是平坐兩腳打開 90 度。早點發現問題，治療都會有很好的成效。

# 替小朋友刷牙有方法，輕鬆清潔沒煩惱！

## 善用小朋友的模仿習性

「醫師啊！我們家的寶貝都不讓我幫他刷牙，我只好硬是伸進去，隨便刷一刷。」這樣的狀況是不是經常在你們家上演啊？其實幫孩子刷牙是有祕訣的。一歲以下的寶寶牙齒還不多，用紗布巾擦擦就好了；一歲以上的孩子牙齒愈長愈多，吃的食物也複雜，這時候可得認真清潔才行。一歲多的孩子最喜歡「模仿」了，可以好好利用他們這種特質來養成刷牙的好習慣。

首先，每天晚上到了睡覺前，先請一位演員來，可以是小哥哥、小姐姐，也可以是爸爸。他們先來，把頭躺在媽媽的腿上，媽媽先刷臨時演員的牙，不要理會小朋友，過不了多久，我保證小朋友一定會好奇地跑過來看你們在玩什麼遊戲，這時候就騙到手了！換他躺下來，就開始一顆一顆刷他的牙。第一次他一定玩一下就不玩了，刷沒幾顆就想跑了，沒關係，就讓他去吧，明天同一時間、同一地點、同一批演員、再做同一件事，第二次就可以刷更久一點了。漸漸的讓這樣事變成一個睡前的「儀式」，我保證過不了多久，小朋友到了那個時間就會自己來找你報到，恭喜你，訓練刷牙成功了！

這個年紀的孩子很喜歡參與或進行這樣重複、固定的儀式，利用孩子愛模仿及儀式化的行為特性達到想教他做事的目的，要按步就班、持之以恆，不要強迫，用強迫的一定會失敗。

## 潔牙的技巧與重要概念

　　我要提醒爸媽，嬰兒刷牙並不需要使用牙膏。因為潔牙的重點是在機械式的動作，也就是牙刷和牙齒之間的磨擦，藉此移除牙齒與牙肉之間的牙垢，達到清潔的效果，牙膏多半只是提供一個清涼的味道，對潔牙並沒有任何幫助。

　　建議大家不妨去買兒童專用電動牙刷，用電動牙刷只要輕輕碰觸幾秒就可以清潔好一顆牙，用手動的刷到乾淨實在要好久，小孩子恐怕耐心有限。再來，小孩潔牙的重點在清潔咬合面以及牙齒與牙肉的交接處，另外如果孩子願意給你使用牙線清潔牙縫那就更完美了，下面還有整理些關於嬰幼兒牙齒保健的重要概念：

### ◆有牙即可看牙醫
　　政府已經補助嬰幼兒從 6 個月大開始每半年看一次牙醫的費用，家長們可以多加利用喔！

### ◆不要代替小朋友先咀嚼食物再餵食
　　因為成人口腔內有很多不好的菌叢，會破壞寶寶口腔中清潔的環境。

## ◆乳牙蛀牙會影響日後永久牙健康

因為蛀牙菌會持續存在於孩子的口腔中，使得新長出來的牙齒再遭蛀蝕。有的家長以為乳牙蛀掉沒關係，反正還會換牙，其實這是不正確的想法。

## ◆小心黃色牙菌斑

牙齒和牙齦交界處，如果有一些黃白色的污垢，這就是牙菌斑。當人們吃進食物之後，有些口腔中的細菌就會把這些食物當成養分，經過半小時，便形成牙菌斑。1立方毫米的牙菌斑含有 2 億個細菌呢，真是驚人！牙菌斑在牙齒上的附著力相當好，不容易清除，它會釋放酸性物質，使琺瑯質被侵蝕，造成蛀牙，它還會產生毒素，導致牙齦發炎，然後變成牙周病，真的要很小心啊！可得努力把牙菌斑刷下來。

## ◆避免讓小朋友太早接觸甜食

因為蛀牙三大要素就是牙齒、糖份及蛀牙菌。

## ◆一歲半開始戒奶嘴

以免造成上門牙開咬，甚至使上顎骨變形，影響到日後永久牙的萌發位置，變成暴牙，以後還要做齒列矯正。如果寶寶過了一歲還有夜奶的情形，請記得在吃奶後要清潔牙齒再睡覺，更不可以讓寶寶含著奶瓶或奶頭睡著，這樣他的牙齒一直泡在奶裡面，會造成奶瓶性蛀牙。

## ◆可嘗試塗氟或吃氟錠

寶寶有牙就可以帶去塗氟，但一般我們都是從兩歲開始，孩子比較能配合，每半年塗一次，這樣可以有效強固寶寶牙齒的琺瑯質，避免蛀牙。吃氟錠也是一種健康概念。氟錠吃進去吸收後，經過血液來到牙胚，與牙齒的鈣質結合，

讓日後生長出來的牙齒具有抗酸性。通常可以從 6 個月開始吃，直到 12 歲牙齒都換完為止。

### ◆養成日常保健好習慣

到了學齡期要注意孩子養成牙齒保健的好習慣，善用牙刷、牙線及牙間刷，每半年定期看牙醫，並注意上下顎發育有沒有咬合不正的情形。這樣就能一直擁有一口健康美麗的牙齒囉！

我常覺得從孩子的牙齒就可以看出父母的用心。辛苦的爸媽們，雖然這些牙齒的清潔保健需要多一點的耐心、恆心，但相信從孩子甜美的笑容中看到的一口白牙，會覺得這一切努力都是值得的！

[ TIPS ]

### 輕鬆育兒小撇步

- 關於牙齒保健，專家給我們的建議有：
- 還沒有長牙的嬰兒可用紗布清潔他的牙床。
- 長一顆牙的嬰兒可用紗布、牙刷清潔他的牙齒。
- 有 2 顆並列牙的嬰兒用紗布、牙刷、牙線來清潔他的牙齒。
- 6 個月到 2 歲的幼兒用牙刷、牙線、吃氟錠來保護他的牙齒。
- 2 歲到 6 歲的兒童用牙刷、牙線、吃氟錠、及定期塗氟來保護他的牙齒。
- 6 歲到 12 歲的學齡兒童用牙刷、牙線、吃氟錠、含氟牙膏、定期塗氟、及含氟漱口水來保護他的牙齒。

# 兩歲還是不大會說話，應該就是「大隻雞慢啼」吧？

## 語言學習應仔細觀察

到健兒門診來給我看的孩子，有些到了一歲半了還是不大會說話：有的是表達詞彙很少，有的是聽語理解很差。這些孩子有的是單純語言發展遲緩，有的其實是合併自閉症的問題。以往老一輩的人會覺得小孩子慢說話沒有關係，只是所謂的「大隻雞慢啼」。但是現在大家都知道，語言發展遲緩應該要及早介入，積極治療才是對的。若是等到過了三歲前的黃金治療期再來進行療育的話，效果必定大打折扣。

所以，發展遲緩的小孩若是一直被延誤到進入小學的時候才被老師發現有學習障礙、人際關係困難等問題的話，再要急起直追也已經為時已晚了。

那麼你會問：怎麼樣的講話慢是有問題的？怎麼樣的講話慢是可以等待的呢？

以下我列出一些語言發展的重要里程碑，給各位家長參考，可以仔細對照自己寶寶的狀況喔！語言發展應該分成兩部份：即「語言接收」與「語言表達」。

## 語言的接收部份

| 年紀 | |
|---|---|
| 出生到 2 個月 | 確定聽力篩檢通過對巨大聲響會嚇一跳。 |
| 2 ~ 4 個月 | 聽到熟悉的媽媽的聲音會安靜下來，且眼睛閃亮。 |
| 4 ~ 9 個月 | 對環境中的聲音表現出很有興趣的樣子知道聲音從哪個方向來。 |
| 9 ~ 12 個月 | 聽到有人叫他的名字會轉頭。<br>聽懂媽媽的指令做掰掰、拍手等動作。<br>會看大人的臉色、動作，瞭解「不行」的意思。<br>大人比遠方的東西給寶寶看，他會順著大人手指的方向看出去到遠方的東西。 |
| 12 ~ 18 個月 | 聽懂大約有 50 個名詞了。<br>叫他比眼睛、鼻子、嘴巴可以比出來。<br>叫他去做什麼事，可以聽得懂。 |
| 18 個月 ~ 2 歲 | 大人叫他「指出圖畫裏的小狗給我看」，他可以做到。<br>可以分辨「你」、「我」的意思。 |

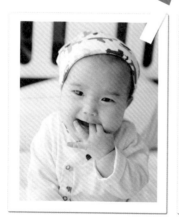

4~6 個月的寶寶會自己講話自得其樂

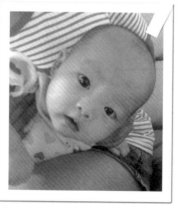

9~12 個月的寶寶聽到有人叫他名字會轉頭

## 語言的表達部份

| 年紀 | |
|---|---|
| 出生到 2 個月 | 即使是哭，肚子餓的哭、尿溼的哭也有所不同。 |
| 2～4 個月 | 會發出尢、ㄍㄨ的聲音，開心時會大叫你跟他說話他會跟你回答。 |
| 4～9 個月 | 會發出 baba、dada 的音。<br>會自己講話，自得其樂。 |
| 9～12 個月 | 聲音會加入高低起伏的語調。<br>會用身體語言來溝通，會用手勢表達需要。 |
| 12～18 個月 | 開始說出有意義的字。<br>會仿說。 |
| 18 個月～2 歲 | 會說的單字已有 20~50 個。<br>會說出組合 2 個字的電報片語（如：媽媽抱抱、腳腳癢癢）。 |

　　經過以上鉅細靡遺的說明，相信家長們一定都很瞭解，在語言發展上，小朋友在什麼階段該要會什麼了。

　　在平時的健兒門診若發現小朋友到 1 歲半仍有語言發展較慢的情形，我都會鼓勵家長先不急，再多給予刺激，可以觀察到 2 歲，因為孩子的語言發展有一個叫做「語言爆發期」，也就是在 2 歲左右會突飛猛進，大啼大放。除非到 2 歲仍沒有進展，或是雖然還沒到 2 歲，但真的差太多，且又合併自閉症傾向的時候就要及早帶到醫院做進一步診斷喔！

# 幼兒的長牙是否與發燒有關連性呢？

## 發燒是成長必經過程

門診的時候，阿媽帶著才9個月大的小孫子來看病說「醫生啊！阮孫發燒，是不是要發牙啦？」這是一個很常見的場景，媽媽也很常說「寶寶以前都不發燒生病的，怎麼現在突然燒得這麼高？」

其實這個道理很簡單，寶寶在剛出生的頭幾個月家長鮮少給他出門，六個月大之後就會帶著他到處串門子，接觸到的人愈來愈多，很自然的接觸到的病毒細菌就多，只要是沒有碰過的病菌他就一定會發生感染，就得燒一下。這其實是一件好事，就像一個沒見過世面的小兵，總是必須經過一番鍛鍊，才能變得身強體壯。每一次感染都使得寶寶增加一些新的抵抗力，這是必經的過程，家長不必為此太過耽心。

「長牙到底會不會發燒？」這個問題或許經驗豐富的阿媽可以給您正確的答案！根據最新的實證醫學研究統計：長牙確實會發燒！不過是微燒。這樣的燒對孩子完全沒有任何影響。所以如果是高燒的話，往往是這個年紀常發生的病毒感染的情形，那就不像是長牙引起的燒囉！

## 一生一次的玫瑰疹

　　在這個年紀，寶寶有史以來第一次高燒不退，實在令家長憂心得不得了，最常見的病就是感染了「玫瑰疹病毒」。這個病好發在 9 個月到 18 個月大的幼兒，症狀是毫無預警的突發性高燒，而且一燒就是 40 度，任憑再怎麼替他退燒，他還是天天燒，而且持續高燒 40 度都退不下來，更糟的是，除了發燒以外幾乎沒有其它症狀，所以更加令家長煩惱。所幸孩子在退燒的時候精神活力都很好，這樣就教人比較放心一些了。折騰了三天之後，小朋友終於在第四天突然間退燒了，同時全身從頭開始到前胸、肚子、後背都發出紅色小塊狀的疹子，四肢也有，但少一些。這時候大家都鬆了一口氣，就是出玫瑰疹啦！玫瑰疹大約九成的人一輩子就發這麼一次，所以日後寶寶若再有高燒不退的情形可得仔仔細細地找找是什麼原因！

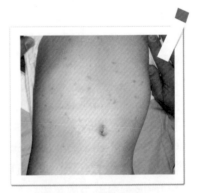

玫瑰疹的實際案例

# 訓練幼兒大小便，操之過急反而會有反效果！

## 兩歲訓練是較合適的年紀

　　「許醫師啊！我們家的小孩好棒啊！才一歲我給他噓尿，他就真的會聽、會尿耶！」「許醫師啊！那我們家的小孩都一歲了，大小便都還不會講，我就打他，他還是給我尿下去！」這兩個場景我在門診都時有所聞。你的孩子是哪一種狀況呢？如果回答是「兩者皆非」那才是正確！嬰兒要到一歲半左右才能慢慢學會控制自己的膀胱，在這個階段之前他總是毫無預警，毫無意識的，任何時候都可以便便。要在一歲的時候就會聽懂指令噓尿，若不是湊巧，就是照顧者太了解寶寶的生理時鐘了！

　　我建議大家不妨等寶寶兩歲再來教大小便。 這時候孩子理解能力強，學習快，成功率也高，根據心理學家的研究指出：我們應該先觀察孩子是否已經作好接受訓練的準備，他是不是可以一連三個小時不尿溼，這表示他已經能稍稍控制自己的膀胱了。接著我們就要運用一些心理學的理論來幫助孩子完成如廁的訓練。

## 模仿

　　模仿是這個時期最重要的心理發展，我們可以讓他看看大人使用馬桶的樣子，然後為他準備一個專屬於他的小鴨鴨

馬桶，或是一個放在大人馬桶上的小馬桶蓋，教他走到小馬桶旁，脫下褲子，坐下來，安靜的坐上幾分鐘，再站起來，穿上褲子，不一定要有尿出來，如此完成模仿的儀式。

在進行這個動作的時候同時教他有關如廁的字彙，例如便便、噓噓⋯等等，讓他腦袋聯結聽到這個字就是要來這裡做這件事。

## 正向增強

接下來我們可以給他穿學習褲，不再穿尿布，這樣才能教他在尿下去的時候立即明白「剛才是想尿尿的感覺，現在溼溼熱熱的是尿下去了」。教他有「想尿尿的感覺」時就到小馬桶旁脫褲子，然後給他一個獎賞。這個獎賞可以是在小馬桶旁邊的一大張獎勵卡上貼一張貼紙，可以是一個小點心，可以是一個擁抱，也可以是一個愛的鼓勵拍拍手，看他最愛什麼樣子的獎賞，投其所好，這就是心理學上的「正向增強」作用，目地是要正向增強他去感覺自己的「尿意感」。

## 塑造

再來就是塑造 (shaping) 他的行為。首先叫他帶自己的洋娃娃來使用小馬桶，並且在娃娃完成動作的時候給娃娃一個小禮物，接著告訴他：如果他也像洋娃娃一樣可以完成尿尿的動作，他也會得到一個小禮物。一開始只要他願意來小馬桶就給獎賞；等他願意來之後，接著就要來了小馬桶，並且脫了褲子坐下才給獎賞；等他願意坐下之後，再來就是必須乖乖坐3分鐘才給獎賞；這就是運用技巧一步步的導引他，塑造他新的行為模式的建立。

## 操作型制約

　　孩子願意乖乖的坐一下之後，當然要抓對他可能快尿了的時機才叫他來坐馬桶啊！當他坐下時給他鼓勵的讚美，給他輕鬆的氣氛，靜靜的等待尿出來的那一刻。當他察覺尿尿開始出來的一剎那，馬上為他歡呼，雖然有點誇張可是卻很有效。

　　因為這是聯結了「乖乖坐下來放鬆心情察覺自己的括約肌放鬆一股暖暖的尿流出來了我成功了而得到獎勵下次我還要再做一次」，的這一連串操作型制約的心理模式。雖然好像訓練得很吃力，但是只要建立起一次這樣的行為模式，他就會瞭解要怎麼感覺自己的尿意、要怎樣放鬆自己的括約肌、要在哪噓尿、尿完了還可以叫他自己拿去倒呢！小孩子會很有成就感喔！帶孩子也會帶得很開心。至於大便就更簡單教了，因為小孩想大便的時候很明顯會變臉，一定看得出來，依上述同樣的方式教，應該比小便更容易掌握吧。

　　在學習的過程中難免有意外發生，例如尿下去了才講，或弄髒了衣服，此時請千萬別罵他或打他，因為這樣會讓他對如廁這件事情感到罪惡、感到緊張。要知道焦慮常會干擾學習，甚至會把原有學習的成果全都倒退了，以後他要大小便更不敢講，更容易再尿下去，更會再被懲罰，更會導致一切都失敗的惡性循環了。

---

✐📎
**[ TIPS ]**

### 輕鬆育兒小撇步
我要提醒大家的首要原則是：訓練孩子大小便一定不能操之過急，更切記切記，絕對不能出手打孩子！

# 講話含糊不清「臭乳呆」很可愛，大舌頭長大自然就會好？

## 語言障礙與構音異常

　　平時我們常常會聽到一些孩子講話的樣子很古錐，就是有幾個特定的聲音發不標準，很臭乳呆的模樣，實在很可愛，家長也感覺很疼愛，無傷大雅，不過如果到了小學還是這樣的話往往會造成孩子社交的障礙，甚至成為同學取笑的對象，所以這種構音異常的問題一般必須在入學前做好妥善的處理。根據統計，台灣學齡兒童語言障礙及構音異常的盛行率約有 0.9%~6.2%，國小一年級新生構音異常的比例甚至到 9.8%，可見這是一個普遍存在的問題，值得大家更重視它。

　　我們要說出一個字看似簡單，其實這當中包含了各種複雜的過程，只要其中一個環節出了問題就無法正確的發出這個音。一開始必須由大腦下達命令，接著由胸腔提供適合句子長度所需的氣流流經氣管，振動了聲帶，提供了聲源，透過顎咽鼻腔產生共鳴，再由舌、唇、齒等器官之磨擦、阻斷，來修正發音的位置、時間、速度及方向，最後才成為正確的音，是不是很複雜呢！

所以要一個孩子字正腔圓的構音其實並不是一件容易的事，這需要成熟的智能、正常的結構、良好的肌肉協調再加上聰明的學習能力才可能完成構音的過程。

所有大大小小的缺失都會導致最後發出來的語音不是那麼精準。如果這樣說還不太能體會的話，試著想像，請你發發法文的「r」，也就是振動自己的「小舌頭」懸雍垂及軟顎來發聲；還有拉丁文的「r」，也就是連續快速打大舌頭的動作，是不是很難啊？因為這些我們平常很少用到的發音方式是我們所不熟悉的發音位置，我們就發得不標準，因此可見小孩子學說話也是一件不容易的事啊！

## 何謂構音異常

構音異常有一些常見的型態及分類，非常專業及繁複，你會很難理解為什麼孩子會把發音發成這樣，下面也做了分類與簡單說明：

### ◆替代
以學過的音取代還沒學會的音，如「學校（ㄒㄧㄠˋ）」說成「學叫（ㄐㄧㄠˋ）」。

### ◆省略
聲母或韻母，如：「謝謝（ㄒㄧㄝˋ）」說成「葉葉（ㄧㄝˋ）」。

### ◆贅加
一個不必要的音－此類受方言影響很大，如：「老師（ㄕ）」說成「老書（ㄕㄨ）」。

## ◆聲隨韻母省略鼻音

如：「太陽（一ㄤˊ）」說成「太牙（一ㄚˊ）」。

## ◆前置音化

就是所有語音都習慣由口腔前半及舌尖發音，發不出ㄍ、ㄎ而用ㄉ、ㄊ取代，如：阿公變阿東，褲子變兔子。

## ◆後置音化

就是所有語音都習慣由口腔後半及舌根發音，如：蛋糕變幹糕。

## ◆整體語音不清晰

這就常發生在聽力異常、唇顎裂、腦性麻痺等等的孩子身上。

為什麼有的孩子會構音異常呢？這是關係到孩子的聽力、構音器官、口腔靈敏度、智力、環境及人格特質等等，一般建議孩子到了3、4歲以後如果還有說話不輪轉的問題時就應該轉介，開始語言治療。大部分構音異常的小朋友經過適當的治療，在半年內都會有很大的改善。所以家裡如果有這種困擾的孩子請不必耽心，適時請專家指導，切勿取笑或給壓力，父母的支持及正向鼓勵，還有協助孩子在家多多練習，這樣假以時日，一定會有令人滿意的結果。

**[TIPS]**

**輕鬆育兒小撇步**
**口腔運動訓練可以幫助孩子發音更標準喔！**

- 給小朋友一些粗糙、需要咀嚼的食物以訓練口腔活動力
- 請小朋友做嘴部肌肉運動

嘟嘴、露牙、吹氣、舔嘴唇、大笑、鼓頰、交替吐舌收舌、舌在口中頂頰、舌在口中頂上顎、舌頂硬顎發出答答聲。

- 訓練「輪轉」的能力

請小朋友接續說 ㄆㄚ ㄅㄚ ㄎㄚ ㄆㄚ ㄅㄚ ㄎㄚ 練習由唇→到前口腔→到後口腔發音位置的轉換，可以使小朋友控制口腔動作更靈活。

# 小女生胸部居然發育了，是塑化劑或環境賀爾蒙的影響嗎？

## 早發性乳房生長

　　這個情形在門診並不少見，家長也都很訝異，小寶寶怎麼這麼早就胸部發育了？其實這種狀況稱之為早發性乳房生長(Premature thelarche)，臨床上最常在 6~12 個月大的時候被發現：我們可以在女寶寶乳頭下方摸到會跑來跑去的硬塊，乳房也會隆起，可能是單側的也可能是雙側的，這種乳房增生的症狀往往會持續兩年左右，不過最後都會恢復正常。

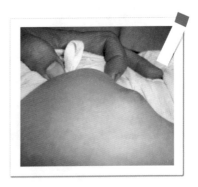

若出現早發性乳房生長可檢查骨齡或內分泌是否正常。

　　比較困擾家長的是為什麼會這樣呢？可惜到現在還沒有找到確切的原因，不過可以確定的是，這種情形多半都是良性的。小朋友的女性荷爾蒙正常，做腹部超音波檢查卵巢及子宮也都還未發育，這時候醫師還會幫寶寶加做一個「骨齡」的檢查，所謂骨齡就是照左手腕骨及掌骨的 X 光看骨頭骨化的程度，可以代表小朋友實際上生理發育的年齡，如果骨齡

並沒有超前，表示小朋友內分泌是正常的，這時候我們就不必為孩子乳房發育耽心了。

對於這些寶寶重點是要持續追蹤，因為有這種症狀的有些孩子真的是性早熟的前兆，特別是在四歲左右才出現這種情形的話一定要詳細檢查，因為有問題的可能性會大增，例如腦下垂體腫瘤、卵巢腫瘤就會造成女寶寶性早熟，我們應該要特別注意。

## 遠離塑化劑危害

2011 年喧騰一時的塑化劑事件，黑心的商人將塑化劑取代起雲劑加到食品中，才讓大家注意到環境荷爾蒙及不當添加物對兒童生長發育的影響。所以家長們平時並不需要給孩子補充不必要的營養品，像是鈣粉、乳鐵蛋白、乳酸菌等等，孩子並不一定需要這些東西，小心未蒙其利先受其害啊！

也因為這個事件，家長看到女寶寶乳房生長了或男寶寶陰莖太短了，就會很耽心是不是吃到太多塑化劑了，根據專家的諮詢及台灣兒科醫學會的說明：鄰苯二甲酸酯 (Phthalates) 是工業用添加於聚氯乙烯 (PVC) 塑膠產品中作為塑化劑的成分，並廣泛運用在像兒童玩具、食品包裝、化妝品、醫療器材上。根據研究：六個月到四歲大的幼兒體內 DEHP 及其代謝有毒產物 MEHP 的濃度確實較高，世界各地的小孩也都是這樣，並不是只有台灣如此。這可能是因為幼兒常接觸塑膠玩具，塑膠拼貼地墊，又常舔食它們所造成的。

所以家長要減少孩子暴露在塑化劑環境中的機會，就要減少居家 PVC 塑膠製品的使用，避免用塑膠容器盛裝食物，養成吃東西之前洗手的好習慣，才是自保根本之道。政府機關也應該加強對兒童食品、兒童藥品，兒童玩具的安全檢驗，替兒童做好把關的工作。

## 塑化劑對幼兒的影響

　　家長若是耽心小朋友會不會接觸或吃到太多塑化劑造成影響，可從日常生活中觀察得知：

* 女童如果八歲之前出現第二性徵，或十歲之前出現月經，則可能異常。
* 男嬰新生兒陰莖長度小於 2 公分則可能異常，但是量陰莖長度時要先把周圍的脂肪往下壓，量到陰莖根部才正確；同時注意男嬰有合併無尿道下裂、隱睪症 等與荷爾蒙有關的疾病。
* 男童有無男性女乳症，也就是在乳暈下面有摸到乳腺發育的腫塊。
* 男孩 14 歲之後應該出現第二性徵，且睪丸的長度要大於 2.5 公分，如果沒有，就要再進一步檢查。

　　值得一提的是，塑化劑對兒童到底有什麼影響？目前並沒有確切的數據可以回答這個問題，現在我們只是根據動物實驗以及流行病學的調查所做出的推論，未來還需要更多的研究才會有明確的解答。

關於女童第二性徵的發展綜合歸納如下：一歲以內出現的女嬰乳房增生大多是正常的，只要半年追蹤一次就可以。若是四歲左右女孩出現第二性徵則大多有問題，要詳細檢查內分泌、腦下垂體、子宮及卵巢。等到八、九歲女孩出現第二性徵則可能真正進入發育期了。

## 孩童青春期生理變化評估

接下來我簡單為大家介紹評估孩童發育的方法。用來評估孩童進入青春期生理變化的評估表，叫做 Tanner stages，共分成五級，第一級 (Tanner 1) 為尚未進入青春期，第二級 (Tanner 2) 就開始進入青春期了：

| 女生 | 乳房發育 | 陰部發育 | 年齡 |
|------|----------|----------|------|
| 第二級 | 乳頭隆起於皮膚之上，似小丘，乳暈直徑增長 | 陰毛稀疏，由中央開始長 | 始於 8~12 歲 |
| 第三級 | 乳房及乳暈漸增大 | 陰毛漸捲顏色漸深 | 始於 9~16 歲，平均 12 歲，月經開始於這階段，也就是乳房開始發育後的 2~2.5 年 |
| 第四級 | 乳頭及乳暈形成另一隆起小丘於乳房之上 | 陰毛量漸多 | |
| 第五級 | 成熟的乳房，乳頭凸出，乳暈隆出，乳房形狀在身體的皮膚之外 | 成熟的成人陰毛分布為三角形，可延伸到大腿的內側 | |

男生的第二性徵則是從睪丸變大開始，大約兩年之後陰毛生長，陰莖長長，漸漸有成人的身材架勢。當睪丸開始製造精液，男孩子可能會經歷到到他人生的第一次「夢遺」，所謂「流於即溢之餘，發於持滿之末」，在精液儲存滿了的時候常常會因著夢境的刺激而射精了，這件事對男孩子而言可謂不小的震撼，做家長的要告訴他這是正常的現象，孩子自己才不會感到緊張或羞恥。

　　孩童真正開始進入發育的年齡依人種、地區、飲食習慣而有所不同，根據統計 1980 年以前，女童的發育年齡約在 10.6~11.2 歲，2000 年以後平均已經提早到 8.9~9.5 歲。為什麼會有這種現象呢？推測是因為現在「小胖子」愈來愈多，肥胖會使發育提前。

　　再來是環境荷爾蒙的影響：例如使用塑膠製品、殺蟲劑、植物荷爾蒙，用雌激素把牛隻催熟以縮短生長期，用荷爾蒙刺激母牛增產牛乳等等，這些我們看不到但卻深深影響著我們健康的東西，家長們應該要多注意一下才好啊！

# 用學步車學走路，並不是真的會走路還會危害安全！

## 學步車隱藏危機

有時候阿媽帶寶寶來看健兒門診的時候會告訴我：「哎唷！許醫師啊，我們家寶貝好棒啊！才六個月就會坐學步車，在家裡溜來溜去，會前進後退，速度好快，好開心啊！」

我聽到阿媽這樣說，不禁為他的小寶貝捏一把冷汗，但當時也不能掃了阿媽的興，只好跟阿媽說「我告訴你哦！學步車還是少用為妙 」在寶寶的學習過程中，到了六個月大開始可以控制自己的頸椎、胸椎及腰椎，可以坐得很挺，也可以不須扶持自己坐穩，這時候爸爸媽媽就會迫不及待要給寶寶試坐一下學步車，因為看寶寶得意開心的樣子，真的會令父母更開心得意啊！其實這裡面是潛藏一些重要的觀念需要說明。

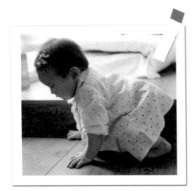

讓寶寶循序漸進的學習走路才是正確的健康成長。

## 影響未來發展的學步車

　　寶寶六個月大以後，動作發展已經可以坐得很穩，而且會出手抓取他想要的東西，這時候我們的任務就是引導他開始爬的動作，讓他到達他想要去的目的地，抓到他想要的東西。最好的方法就是先清理出一個地方，然後把他放在地上，給孩子自由發揮的足夠空間。

　　你會看到一開始寶寶坐著的時候會試著挪動自己的屁股到他想去的地方，如果距離太遠，他就會趴著用滾翻、用扭動身體的方式往目標前進；再熟練一點的時候他會趴著，雙腳用力地蹬，伸手努力去搆到他想要的東西；經過練習，最後就能夠很棒的肚子離地，手腳協調合作地一步一步往前爬。 這是寶寶成長的過程，是需要經過學習的，而學步車正好阻礙了這樣的學習。

　　我常告訴家長，坐在學步車上通行無阻只是一個假像，如果放他出來，他就什麼都不會了。所以學步車不是學步車，它不能訓練寶寶走路，只會減少寶寶學爬的機會，這是我們不鼓勵使用學步車最主要的理由，與腳會不會變形沒有任何關係。

　　另外一個重要的理由是，當孩子開心地坐在車子裡面橫衝直撞的時候其實是危險的，他可能會撞到桌腳，可能會撞翻熱湯，也可能會直接翻車，因此有些國家甚至禁用學步車呢！

**[ TIPS ]**

### 輕鬆育兒小撇步

多利用機會在寶寶六個月大的時候把寶寶放在地上和他玩，訓練他坐與爬的動作發展。學步車只是用在忙不過來的時候，孩子暫時借放一下而已，千萬不要一直把孩子放在學步車裡面，更不要認為學步車可以訓練孩子走路喔！

# 小朋友一天到晚吃手指，該不會連細菌都通通吃下肚吧？

## 順其自然的生理本能

小寶寶從四個月大開始就有明顯吸吮手指的動作，你會發現他先是仔細端詳自己的手，這也是認知發展的一部份，看完之後就把整個拳頭吃進去。

稍微再大一點，等他的精細動作發展得更好，會張開手指頭的時候，他就會一根一根手指頭吃了。到了六個月大的時候會發現，只要是他伸手可及的東西，他就要拿來嚐一嚐，非吃過癮不能停止。這時候眼明手快的阿嬤見狀，馬上把寶寶的手一打，並告誡他「髒髒」。

這樣的場景屢見不鮮，其實小寶寶吃手是很重要的一件事，切不可以過度制止他。根據心理學大師佛洛依德的理論，從出生到 12~18 個月大是屬於兒童心理發展的口腔期，嬰兒會透過嘴巴去認識環境，並藉著這個方式得到滿足。例如吸吮乳頭、吸奶嘴、吸手指、以及任何可以放進嘴巴的東西。

因為嬰兒是由本我 (id) 所控制，它是一種本能的衝動，本我是依照歡樂原則 (pleasure principle) 來做事，所以嬰兒會透過最簡單的口腔吮、含、咬、舔等追求心理上立即的滿足，這是一定要的啦！不要再阻止他了。

佛洛依德認為，如果在某個發展階段沒有得到充分的滿足，他可能到長大都一直要追求這種滿足，例如長大了一直喜歡咬手指甲，或顯現出好批評別人的個性等等。所以每個發展階段的步驟都有其必要性和重要性，我們不可以限制嬰兒發展所需要的東西。

**輕鬆育兒小撇步**

[TIPS]

如果爸爸媽媽怕小孩手髒就應該維持好環境的清潔，把孩子的手擦乾淨，這樣就可以放心地讓他吃個過癮啦！因為大姆指大小適中，又隨手可得，方便吃，難怪寶寶會這麼喜歡，就給他一個大大的滿足吧！

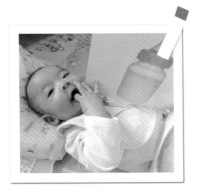

只要保持手部清潔，小朋友吃手又何妨呢？

# 無法脫離生病、看診、吃藥的循環，上學真的好嗎？

## 上學究竟有什麼好處？

很多家長都對小朋友上幼稚園後，三天兩頭感冒，不斷地生病、吃藥感到很耽心，也覺得很無力，到底要怎麼做才好呢？讓我們先從上學這件事來分析。

首先請想想，有沒有必要把孩子送去上學？說起在幼稚園的年紀把孩子送去上學的好處，其實還真不少：首先學校的老師可以教他很多東西，當你用心帶孩子這幾年下來，已經漸漸感到黔驢技窮，變不出花樣來了的時候，讓學校老師接手，不失為一個好辦法。

第二，若是全職媽媽在家帶小孩，經過這幾年的折磨下來恐怕耐性都磨光了，也好像快要透不過氣來了，適時的放手，讓自己休息，換得一點自由的時間與空間，那怕只是一個上午，對媽媽來說也是不可多得的恩賜。可利用這段空檔放鬆一下，找到更多的能量、靈感來陪伴孩子！亦或是思考一下是否重新回到職場？其實我認為「帶孩子」是世界上最難的一門「職業」，何況還是「無薪制」的呢！

第三，學校的團體生活可以讓孩子學習與人相處的方式，學會分享，學到生活規範，這是成員少的小家庭裡沒有辦法提供給孩子的。

## 是否有必要提早入學？

　　兒童心理及幼兒教育專家提供一些建議，來評估幼兒上學前必需具備的一些基本條件：

1. 孩子要會簡單的生活自理，包括吃飯、上廁所、穿衣服。
2. 孩子有自我表達的口語能力，且能聽懂老師的指令。
3. 孩子的精神體力及專注力可以負荷課堂的需要。
4. 孩子已有心理建設，做好能夠離開媽媽獨自在團體中與人互動的準備。

　　根據我個人的觀察和理念，我覺得最快也要到「中班」再去上學比較恰當，因為中班以後孩子的生理及心理發展才較成熟，可以完成任務及融入團體生活，而且免疫系統的發展相對較健全，對感冒或其它傳染病的抵抗力或恢復能力也比較好。

　　現代社會大多是雙薪小家庭，父母親沒辦法整天照顧孩子時，我會建議請阿公、阿媽幫忙，或是找保姆，儘量不要送去幼稚園裡的娃娃托兒所，因為在這個環境裡，你的寶寶是最弱小的，免疫系統尚未發育完整，常被傳染生病是必然的事，到時候就是一天到晚吃藥，感覺永遠也好不了！更糟糕的是容易留下後遺症！所以到底什麼時候去上學，真的要好好思考一下。

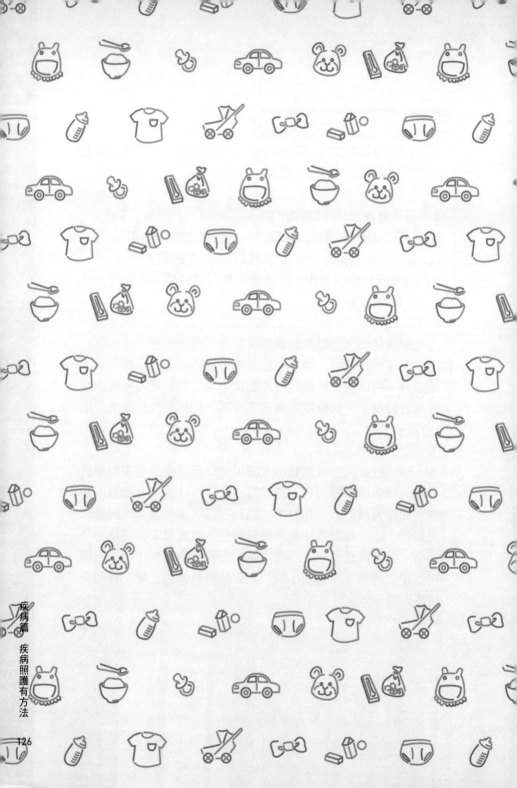

疾病篇

# 疾病照護有方法

## 建立正確醫病觀念生病也不怕

　　一歲之後，接觸的人多了，免不了要生病。有的孩子送到托兒所的，有的孩子是家裏哥哥姐姐在上幼稚園，於是三天兩頭小病不斷，感冒發燒是家常便飯。究竟小兒常見的疾病是什麼？生病就一定要看醫生嗎？生病要不要吃藥？一天到晚吃藥真的有沒有必要，難道不會傷身嗎？小孩子發燒到底有沒有關係？孩子到底要病到什麼程度家長才需要煩惱？我們真的需要給孩子吃那麼多抗生素嗎？對於孩子使用抗生素您應該負起怎麼樣把關的責任呢？這些與孩子切身有關的事情需要您更加注意，我在這個章節會告訴大家很多重要的觀念，以及兒科常見的重要疾病，看過之後，您對孩子生病的問題一定會有全新的想法！

# 小感冒沒關係，就算不吃藥自然就會好！

## 從病症到痊癒的自然週期

「醫生啊！前幾天才帶孫子去診所看感冒，怎麼越看越嚴重！那時候才一點流鼻水，現在變成又發燒又咳嗽？」這是心急的阿嬤帶小朋友來看病常有的描述。

這並不是前一位醫師沒把病看好，也不是小朋友的病變嚴重了，而是疾病的自然病程，小朋友感冒大多是病毒感染，它的症狀大多是上呼吸道的症狀，也就是喉嚨痛、鼻塞、流鼻涕、咳嗽、有痰等等，同時還會有發燒的情形。感冒的病程就是症狀會一個接著一個出來，並不是一開始沒有很厲害，後來才變嚴重的。所以醫師都會叮嚀病人當病情有變化，或是病況沒有改善的時候，就要再回診追蹤，就是為了要掌握病人的情況，看有沒有產生併發症。家長在關心小朋友的病情時也應該把握這樣的原則。

## 用藥安全須知

小朋友上呼吸道病毒感染的時候最好的治療方式就是多休息，多吃營養的東西，以增加抵抗力，因為沒有什麼特效藥可以直接殺死感冒病毒，要痊癒是要靠自己免疫系統的作戰能力，抗生素並不能殺死病毒，所以感冒如果沒有併發其他細菌感染的話，是不應該吃抗生素的，吃了對病毒無效，反而把體內的好菌一併殺了，然後養出厲害的抗藥性細菌來。

疾病篇 疾病照護有方法

所以醫生在看一般感冒的時候所開立的藥物就是根據小朋友當時候的病情來開出所謂「症狀療法」的藥，這些症狀療法的藥物目的就是為了解除小朋友不舒服的感覺，是治標不是治本的，治本之道還是在小朋友的抵抗力。這些藥物只要家長覺得小朋友症狀有改善了，隨時可以停掉，不一定要吃完。

　　值得提醒大家的是，如果醫師有開抗生素的話，不妨請教醫師上呼吸道感染是否有合併細菌感染，如果有的話就一定要把抗生素確實吃完才可以唷！我的習慣是把症狀療法的藥物及抗生素分開包，如果家長要求磨粉也不把它們磨在一起，並叮囑家長「症狀用藥沒吃到不要緊，抗生素一定要確實服用」，正確的觀念就是「不需要使用抗生素的時候絕對不要輕易使用，一旦認為有必要使用時用的時候就要一次把壞菌打趴才行」家長們一定要好好配合喔！

經過以上說明，大家應該明瞭的重要觀念如下：

- 一般感冒是病毒感染，絕對不要使用抗生素。
- 一般感冒使用症狀療法的藥物即可。
- 一般感冒就算不吃藥也會好，因為這藥物並不是治本的。
- 感冒有一定的病程，不會因為吃了藥之後就改變病程，加速痊癒。
- 吃藥的目的在於讓孩子不要太受苦，好好休養提高抵抗力，時間到了自然就會好。
- 感冒時照顧孩子的重點在於有沒有因為病毒感染而併發細菌感染，或因病毒嚴重併發危險病徵。
- 這些都是我們兒科醫師所注意的事，也是家長應該注意的事喔！

# 纏人的中耳炎，為什麼會反覆感染一直好不了？

## 認識中耳炎

很多孩子都曾被診斷中耳炎，也吃了很多抗生素，到底什麼是中耳炎？是不是一定要吃抗生素？讓我來說明一些正確觀念。

顧名思義，中耳炎就是中耳腔發炎，中耳腔會發炎的原因就是細菌或病毒從鼻咽沿著耳咽管往上進入中耳內引起感染所致。根據統計，63~85%的孩子在一歲之內就得到過中耳炎，到兩歲已經有66~99%的孩子得過中耳炎了，可見「中耳炎」確實是兒科疾病中很重要的一個。但是我們要注意不要過度診斷，並不是耳朵痛就是中耳炎，也不是耳膜看起來紅紅的就是中耳炎。

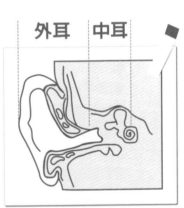

外耳　中耳

**耳朵內部結構位置簡圖**

## 急性中耳炎的定義

首先必須是一個急迫的症狀。接著醫生必須看到中耳腔積液，例如耳膜內看到一水平液面、耳膜透光度變差、耳膜振動變差、耳膜膨出，或甚至有膿漏。第三，必須有發炎的証據，例如耳膜佈滿血絲或耳內很痛，或許小小孩不會表達但他會一直扯耳朵、拍打耳朵。要符合上述要項才能診斷為急性中耳炎，所以要正確診斷其實並不容易。

## 中耳炎該如何治療

一旦診斷確定是急性中耳炎之後,是不是一定要用抗生素治療?答案是不一定!反對使用抗生素的學者所持的理由是:中耳炎多半會自動緩解,沒有必要使用抗生素,增加產生抗藥性細菌的危險。贊成一律使用抗生素的學者所持的理由是:急性中耳炎大多是細菌在作怪,用了抗生素孩子會好得很快,使用抗生素可避免嚴重的併發症,例如中耳腔後方的乳突骨發炎 (mastoiditis),若中耳腔被破壞了可能會引起傳導性聽力障礙等等。

這樣不同的治療原則長久下來真的獲致了不同的後果:在荷蘭,他們對六個月大以上的孩子就很少使用抗生素,果真在荷蘭抗藥性細菌是最少的,但乳突骨炎的發生率是每年每十萬個中耳炎個案中有 3.8 個,約為習慣使用抗生素的國家的兩倍。可見用不用抗生素真的是利弊互現。

為了解決這個難題,美國小兒科醫學會給大家一個建議:

| 年齡 | 確定診斷為中耳炎 | 疑似中耳炎 |
|---|---|---|
| 小於 6 個月 | 使用抗生素 | 使用抗生素 |
| 6 個月 -2 歲 | 使用抗生素 | 症狀嚴重使用抗生素<br>症狀輕微的先觀察 |
| 大於 2 歲 | 症狀嚴重使用抗生素<br>症狀輕微的先觀察 | 先觀察 |

所謂症狀嚴重包括發燒大於 39℃ 且耳內很痛。所謂先觀察就是不給抗生素，先給止痛藥觀察 2 到 3 天。如果決定先觀察的話必須照顧者能隨時注意小孩的狀況，一有情況惡化就要立刻回診，若情況穩定就三天後再回診，三天後若中耳炎症狀沒改善才使用抗生素。

　　至於治療的天數，在美國標準是治療十天，在歐洲則是建議五天就好，在台灣我認為小於兩歲的孩子，特別是在托兒所的幼兒，應該從頭到尾治療十天，其餘孩子可依病情治療五到十天。相信經過這樣的原則，孩子都能得到不多不少剛剛好的適當治療。全部抗生素治療結束兩週之後還要再追蹤，看看有沒有全好。這時後常常還會殘存中耳積水的現象，但是我們不必為了這個積水還一直吃抗生素，因為積水會隨時間如下圖的情形慢慢消退。

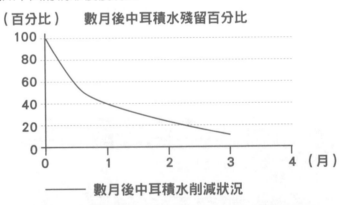

（百分比）　　數月後中耳積水殘留百分比

——　數月後中耳積水削減狀況

　　有一些症狀比較嚴重的孩子是要作耳膜切開引流的，例如抗生素治療兩週了仍然無效，還持續高燒，嚴重疼痛，甚至併發乳突骨炎、顏面神經麻痺、腦內感染等等。作耳膜切開引流的用意等於是中耳炎的第三線治療，同時也可以取樣看看是感染什麼厲害的細菌或黴菌，這麼難殺死它。

## 反覆感染怎麼辦？

　　一般家長也很關心的問題是，如果小朋友一直反覆中耳炎，到底要不要裝耳管？耳管（Grommet）是一個架在耳膜上的小管子，具有平衡中耳內壓力及引流耳內積液的功能。裝耳管是侵入性的手術，須符合一些狀況，才會考慮進行手術：

* 中耳積水超過 3~6 個月還是消不了，特別是雙側都有積水，且聽力受損達 20 分貝以上。
* 每次感染中耳炎，治療都要將近一個月。
* 一年內感染中耳炎 5~6 次。
* 孩子吃藥很難配合，或吃了抗生素會拉肚子很厲害。

　　如果符合以上條件，可以考慮手術。裝了中耳通氣管對長期為中耳積水、發炎所苦的孩子的生活品質的確會有大大改善，能有效降低中耳炎的復發率，孩子也不會一天到晚吃藥了。裝了耳管的孩子就要注意保持耳道清潔，不要讓水跑進耳道，所以就不適合游泳囉！（普通中耳炎孩子是可以游泳的，因為感染的來源是從鼻咽進去而不是從外耳道進去的！）一般耳管大約裝置六個月以後它會自己掉下來，耳膜也會自動癒合。

## 切除扁桃腺會比較好嗎？

　　另外一個家長常問的問題是，孩子需不需要切除扁桃腺及腺樣體呢？有些耳鼻喉科醫師看到病人反覆中耳炎或鼻竇炎加上扁桃腺肥大、腺樣體增生，會建議切除它們！的確，這兩個腺體在反覆感染、發炎、增生的時候，會阻塞耳咽管的出口使耳咽管的黏膜水腫，進而影響它纖毛擺動、清除雜

物的功能，做扁桃腺及腺樣體摘除術確實可減少中耳積水及中耳炎復發的機率。

但是兒科醫師對於「兒童」是否要進行這個手術會更謹慎的評估。首先，就治療復發性中耳炎而言，必須先放過耳管仍失敗了才會考慮做扁桃腺及腺樣體切除手術，而且年紀太小的也不建議這個手術。

另外若是為了治療呼吸道阻塞而做扁桃腺及腺樣體摘除術的話，兒科醫師的評估原則為：必須是五歲以上孩童、有嚴重扁桃腺增生至完全堵塞呼吸道，使得孩子發生夜間睡眠呼吸中止症候群，在整個睡眠過程中發生多次血氧濃度降低，影響白天上學精神不濟，才會考慮這個手術。所以並不同於成人的評估及治療模式，在兒科並不會輕易地就給孩子做扁桃腺及腺樣體摘除手術喔！

## 預防更勝於治療

有一些作法可以減少孩子得到中耳炎的機會，整理如下：

### ◆哺餵母乳的寶寶証實日後比較少得中耳炎

### ◆拒絕二手菸

孩子處於二手菸的環境中容易得中耳炎。

### ◆接種肺炎鏈球菌疫苗

因為最常引起中耳炎的菌種就是肺炎鏈球菌。統計顯示自從施打 13 價肺炎鏈球菌疫苗之後，由這 13 種肺炎鏈球菌所造成的中耳炎就減少了六成以上。

## ◆避免感冒的機會

因為中耳炎總是發生在感冒之後。研究顯示，在托兒所的幼兒處在擁擠而彼此接觸頻繁的環境中，常會因為感冒而併發中耳炎，所得到的菌種較毒，用抗生素的時間也較長，而且愈小得到中耳炎的孩子將來復發或變成慢性中耳炎的機會也較大。

## ◆先天性顱顏異常需提早治療

例如唇顎裂、先天腮弓發育不全的孩子要及早治療，以免影響耳咽管的功能，而導致中耳炎。

## ◆要有充足的營養

平時小朋友營養均衡且充足自然不容易生病。

# 告別鼻竇炎，
# 還給孩子暢通的呼吸道！

## 認識鼻竇炎

　　很多家長來看診時會說他們的孩子經常得鼻竇炎，而且每次得鼻竇炎都吃了快一個月抗生素！這不禁令人要問：真的是這樣嗎？鼻竇有額竇、篩竇、蝶竇及頷竇，而且彼此相通。鼻竇的功用可以溫暖潤濕我們吸入的空氣，過濾清除我們吸入的雜物，還可以在發聲時形成具有個人特色的共鳴腔，空心的竇室還可以減輕頭骨的重量，是個很特別的構造。

　　鼻竇炎就是這些腔室感染，造成發燒、鼻黏膜腫脹、膿鼻涕倒流、咳嗽、惡臭、周圍構造如眼框底部或上後排牙齒疼痛等等。

　　一般我們會有個錯誤的觀念，認為流黃綠色的膿鼻涕或鼻涕倒流就是鼻竇炎，這是不正確的！普通感冒也會流膿鼻涕，鼻水將止了顏 色也會變黃。如果對鼻竇炎觀念不正確，就會過度診斷，因而使用過多不必要的抗生素。

## 鼻竇炎的診斷

　　並不是感冒鼻涕比較濃稠就是鼻竇炎！鼻竇炎的診斷必須符合：高燒到 39℃以上，且膿鼻涕已經連續 3~4 天，或是鼻竇周圍組織有感染症狀，才是鼻竇炎。

有些家長來看診時會要求照 X 光，其實 X 光也無法正確診斷鼻竇炎，因為有學者研究，給一群有普通感冒症狀健康正常的小朋友做精密的核磁共振 (MRI) 檢查，發現將近七成的孩子的鼻竇都呈現黏膜肥厚、水腫積液的現象，但是他們臨床上並沒有發燒、膿鼻涕等鼻竇炎的症狀，可見我們不能單從 X 光去診斷小朋友到底有沒有鼻竇炎。

　　它可能是鼻子過敏的表現，它也可能根本是正常的人就會有的表現！所以下次去看醫生不要再要求照 X 光了，鼻竇炎的診斷還是要靠醫師詢問病史及診察孩子的臨床表現來綜合評估才是！

## X 光下的鼻竇構造圖

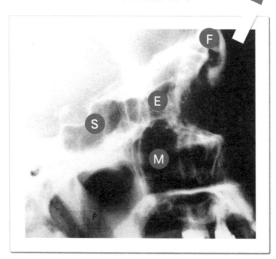

F 額竇　E 篩竇　S 蝶竇　M 頷竇

## 鼻竇炎的治療

　　一旦診斷為鼻竇炎之後是不是就一定需要用抗生素呢？答案是未必！有學者研究，當孩子得到鼻竇炎之時，使用了14天抗生素的一組小朋友，和沒有使用抗生素的一組小朋友互相比較，發現使用抗生素的人並沒有縮短病程，症狀也沒有比較輕，而且高達50~60%沒有使用抗生素的小朋友最後也都完全好了。由此可見，台灣在診治小兒鼻竇炎方面，還需要有更嚴謹的標準，不要一下子就下「鼻竇炎」的診斷，也不要隨便就給抗生素，多觀察幾天，也需要家長耐心的配合，因為大部分孩子都有機會不藥而癒的。

　　如果想要知道病原，最準確的方法是抽取鼻竇分泌物去做細菌培養，但是對一般正常的孩子並不需要這麼做，而且細菌培養需三天才能得到結果，緩不濟急！

　　所以醫生都是憑經驗以及感染的特性來推論可能的菌種來給藥，肺炎鏈球菌是最常見的鼻竇炎致病菌。根據專家的建議，症狀嚴重的才需要用到抗生素，一開始用低劑量amoxicillin就可以了，如果效果不好，則改成高劑量augmentin治療。天數是當小朋友退燒之後再吃七天即可！

　　其實只要診斷正確，適當用藥，小兒鼻竇炎都是很快就會好，很少需要吃一整個月的抗生素還不好的。如果您的孩子是這種情況，我們應該重新審視是否有其它問題（鼻腔內異物），要不要採樣，或許是黴菌，或許根本不是鼻竇炎而是過敏性鼻炎，好好找出病因，朝正確的方向治療才對。

# 許醫師的小提醒[+]

- 其實大多數孩子鼻竇炎不必吃抗生素也會好，我會建議家長鼓勵孩子把鼻涕擤出來，(但不必太大力)。如果您的孩子夠配合，沖洗鼻腔或鼻腔噴霧也不失為一個好辦法，它可以讓膿鼻涕比較容易出來，小朋友會比較舒服一點；

- 對於2歲以下，特別是在托兒所的幼兒得到鼻竇炎，我們要用比較積極的方法和態度來治療；

- 注意鼻竇炎的併發症，例如篩竇鼻竇炎，因為篩骨很薄，且是構成眼眶骨的一部分，所以感染可能會穿過篩骨造成眼球組織的蜂窩性組織炎，如果病人有眼睛的症狀：紅腫、疼痛、凸眼、複視、眼球轉動受限等症狀就要特別當心了；如果是額竇鼻竇炎則有可能往上造成腦膜炎、或硬腦膜上膿瘍。所以要注意有沒有頭痛、嘔吐、脖子僵硬的症狀。

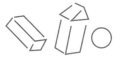

# 流感就是今年流行的感冒，只是比較多人得而已？

## 流感與感冒有何不同

每年到了秋冬季節交替的時候，就是流感病毒蠢蠢欲動的時刻，這時候家長們又要墜入要不要打流感疫苗的困惑中了。

首先我們要了解：流感並不是感冒，所謂感冒 (common cold) 是由「感冒病毒」所造成的上呼吸道感染，症狀就是發燒、喉嚨痛、鼻塞、流鼻水、咳嗽等等；感冒病毒多達 200 種以上，其中 1/3 是由鼻病毒 rhinovirus 所造成，得過之後就終生會有免疫力，可惜鼻病毒有 100 多種型別，傳染力又很強，所以會覺得孩子常常在感冒；其它還有像副流感病毒 parainfluenza 症狀就比較厲害一點，因為它會造成深部呼吸道感染，所以發燒會燒得久一點，痰也多一些；另一個常見的病毒是呼吸道融合病毒，它是小嬰兒最容易得到的感冒病毒，往往又咳又喘又鼻水地要持續三個禮拜才會好；另外還有冠狀病毒、腺病毒也是常見的感冒病毒。由於台灣人口密集，所以一年到頭隨時都有互相傳染感冒的機會，就會覺得小朋友永遠都在感冒，永遠也不會好，其實大家可以以平常心看待它。

## 接種流感疫苗前的注意事項

　　流感是專指由流感病毒 Influenza virus 感染所引起的疾病。它比一般感冒厲害的地方是在於，它的症狀比較嚴重，會高燒、畏寒、四肢痠痛，復原時間又長，散播範圍又廣，在免疫力不好的病人還容易有嚴重併發症，例如腦炎及細菌性肺炎等等，因為它可以是這麼兇猛，所以每年到了 10 月份，疾病管制局無不大聲疾呼地出來呼籲民眾配合接種流感疫苗，但是家長總是會煩惱，流感疫苗到底安不安全？一些接種之後不良反應的零星個案，到底和疫苗本身有沒有關係？本國貨和外國貨到底有沒有差別？打了流感疫苗之後會不會反而感冒了？這些諸多疑慮使得民眾躊躇不前，深怕會打出問題來。首先我們先釐清幾個概念：

### ◆死病毒疫苗並不會致病

　　接種「死病毒疫苗」僅含抗原成份，不含病毒殘餘之活性，是不可能會致病的，如果有人打了流感疫苗之後還是感冒了，則大多是普通感冒病毒所致；如果在打了流感疫苗之後第二天就發燒被診斷為流感，則是因為打了疫苗之後要兩週才會產生抗體保護，病人早在打針之前幾天就已經得到流感，只是還在潛伏期沒有症狀，所以會被誤認是打了流感預防針卻馬上得到流感。其實每個人對疫苗的反應效果不同，平均來說六～七成的人打了疫苗會順利產生抗體保護，其餘沒有產生抗體的人之後還是可能會得到流感。

### ◆非終生有效，需定期接種

　　流感病毒的變異能力很強，所以要每年接種疫苗。根據 WHO 的預測，2013~2014 年北半球流感疫苗所含的

成分為 A H1N1 California、A H3N2 Victoria、B Massa chusette。有時候碰巧台灣流行的病毒株，與 WHO 建議使用的病毒株不同時，還是會發生大流行。

## ◆流感疫苗安全性

　　流感疫苗到底安不安全，之前聽過新聞報導疫苗打了以後出問題事件到底是不是真的？將報導過的案例經由科學的方去檢驗，結果大多証實與疫苗無關。唯一肯定是由預防針引起的副作用的症狀是「過敏性休克」，它是發生在注射後幾分鐘之內，發生的機率約百萬分之一，但這是任何疫苗都可能發生的情形，並不是流感疫苗特別會，所以我們都會要求第一次打流感預防針的小朋友打完後要觀察 30 分鐘後才可以離開。 其他常見接種後的症狀如輕微發燒、咳嗽、肌肉酸痛、注射部位紅腫等，在 1~2 天內都會好的。

　　一般家長常問的問題是「蛋白過敏」能不能打流感疫苗？我的建議是，如果孩子吃蛋白會有嚴重全身性過敏：包括眼睛腫、嘴唇腫、全身性蕁麻疹、呼吸困難的話，就不要打；如果孩子吃蛋白僅是輕微抓癢的話就沒有關係。

## ◆流感疫苗是不是外國貨比較好？

　　根據我的觀察，本國貨與外國貨都一樣好，公費流感疫苗民眾並不能指定要打哪一種，端看就診當時醫療院所分配到的疫苗是哪一種了。

## 需定期接種流感的族群

有了上述的基本概念，對流感疫苗又多了一份信心，以後不管哪一年到了流感季節（每年 11 月到隔年 3 月）之前，就可以安心的帶孩子去打針了。如果還是不放心，以下有幾種情況是我強烈建議一定要去打的：

### ◆必須長期使用阿斯匹靈的幼童

例如川崎症、心臟病開刀後長期服用以預防血栓者。因為使用 Aspirin 時若得到流感會引發嚴重的雷氏症候群（肝壞死、腦病變、昏迷而死亡），而疫苗是死病毒抗原誘導身體免疫系統產生抗體，不會引發雷氏症候群。

### ◆有慢性疾病或免疫不全的幼童

例如先天性心臟病、早產兒慢性肺病、氣喘兒、糖尿病童、腎臟病童、腦性麻痺病童、BMI ≧ 35 的肥胖兒童、癌症病童。

### ◆孕婦

根據之前的經驗，孕婦得流感併發重症的可能性較高。

### ◆小於 2 歲的嬰兒及 65 歲以上老人

因為他們的抵抗力較差，常常會併發細菌性肺炎而有生命的危險。

假設己做好各種預防措施，小朋友還是得了流感也不必太耽心，因為現在己經有對付流感很好的抗病毒藥：克流感 (Tamiflu；口服 ) 及瑞樂沙 (Relenza；吸入 )，對 A 型及 B 型流感都有效。一般來說在流感症狀開始 48 小時以內使用效果最好。但是若有出現流感危險徵兆者，就算己經超過 48 小時了，仍應使用抗病毒藥劑。其實一般來說，流感抗病毒藥物的治療效果還不錯，但我們還是要注意流感併發重症的危險徵兆，包括：

- 沒發燒時呼吸急促
- 呼吸困難、呼吸窘迫、呼吸暫停
- 發紺
- 胸痛、咳血
- 低血壓
- 意識改變，不易叫醒，活動力下降
- 病況沒有改善持續惡化者

　　如果有這些情形，一定要趕送到大醫院去治療！透過這麼多努力，政府提供安全有效的疫苗，小朋友做好個人衛生，若有感染請家長注意孩子病情變化，醫生提供適當的治療，這樣我們就一定可以戰勝流感病毒，常保健康囉！

# 生病一直看不好，趕快換個醫生避免病情惡化！

## 自然病程別著急

「醫師啊！我們家弟弟發燒啦！在診所看過也乖乖吃藥了，怎麼現在又燒起來了？還是趕快再帶來給你看看啦！」我在門診常常會遇到這類著急的家長，早上跑診所，下午跑醫院，晚上再跑急診，這情形非常常見，將心比心我們可以理解家長一定是很心急，但是前面有說過，小朋友得到感冒有一定的病程，等時間到了自然會好，期間只要注意小朋友的精神、活力就好，可以不必這麼急，帶著孩子一直跑醫院，實在太辛苦了。

而且我也不覺得第二位、第三位接手的醫師就會比第一位更高明，事實上可能是疾病已經要好轉，它的自然病程已經接近尾聲了，所以第三位醫師看一次病就好了。

另外若不是普通感冒，是其他較少見的疾病，第一位醫師是從零開始摸索，當他已經幫孩子做完所有基本的常見的病因探查之後，還是抓不到結論的時候，家長往往會失去耐心，換一家，再換一家看看。後面的醫師踩著前人所鋪好的路，繼續往前走，很快地找出答案，我覺得這並不是第三位醫師比較神，我們反而要感謝第一位醫師幫我們排除了很多選項，走完所有的岔路後鋪出一條路來了，讓我們很快可以找到對的方向，走到目的地。

所以我覺得在醫院或是醫學中心行醫的醫師們，在接受診所轉介的病患時，一定要虛心以對，不能自大，而且還要感謝前面的醫師已經替病患做過很多檢查，使我們可以很快替病人找出問題來。

## 建立正確的醫病觀念

一位好醫師會詳細診察孩子的病情，根據經驗作出判斷，依目前孩子的病情給他最恰當的治療，邊治療邊觀察，只要沒有危險的病徵，家長可以耐心地在家觀察幾天，當病情依然沒有進步的時候，我建議家長還是先回去給原來的醫師看，他會照孩子病情變化來修改他的處方，這樣對疾病的治療比較有連貫性，也比較可以對症下藥，若是隨便換過一家又一家，每一次都是重新的開始，不一定對孩子比較好。

尤其有的藥必須吃完一個療程才會有效，這樣子頻換醫師可能會中斷治療或是被換了更重的藥，對孩子其實是不必要的。相信做第一位醫師的如果自認為有須要其他醫師的意見或專業的治療時候，他一定會積極地替你的寶貝轉介到大醫院做進一步的檢查，並且把之前做過的判斷、用過的藥，資料完整地帶走，這樣對孩子的健康才是最好的保障。

我要提醒大家：其實家長的態度也會影響到醫師的處方和治療計劃。如果家長對孩子生病沒有正確的認知或過度焦慮，常會憂心地要求醫師用更快、更有效的方法，讓孩子趕快好，這會迫使醫師多開了很多不必要的藥。

## 選擇信賴的醫師與相信免疫系統

醫療真的是一門「藝術」，它沒有絕對制式的標準答案，如果我們願意給小朋友慢慢自己恢復的機會，醫師可以開非常簡單溫和的藥，但是家長會覺得「怎麼吃了都沒感覺？」，如果醫師拗不過家長的期望，也可以開很多種藥，讓小孩「吃了馬上有感覺」 可以感覺鼻涕明顯變少了，但孩子昏昏沈沈沒有活力，亦或是心神不寧、惡夢連連；感覺燒是退了，孩子卻有點臉色蒼白、體溫過低；有些為咳嗽而開的支氣管擴張劑，孩子吃了會雙手發抖；這些對孩子都不一定是好事。

另一個普遍且日益嚴重的迷思是「抗生素」。舉一個常見的情況來說：小朋友流黃鼻涕或是喉嚨發紅是不是就一定得吃抗生素呢？ 答案是否定的。可以鼓勵孩子一直把黃鼻涕擤出來，多喝水、多休息，它還是會好，根本不必用到抗生素。但靠自身的好菌與壞菌抗衡，以及白血球抵抗軍來對抗病菌的確時間會比較久一點才好。

若碰到心急的父母，看到孩子過了兩天病情不見好轉，這種情況再回診時就會迫使醫師用出大絕招——抗生素，你會感覺孩子好得很快，一下子黃鼻涕都清了，體溫也穩定了！也就是說：當體內有一隻細菌的時候，不吃抗生素靠自己的白血球去抵抗還是會好，但是時間會久一點，如果馬上吃抗生素去殺這「一隻」細菌，當然馬上就好了，但是真的有必要嗎？抗生素有它很重要的醫療價值，我認為應當留到合宜的時機，而且要用足夠的劑量才行，否則不但孩子體內原來可以和壞菌抗衡的好菌也被抗生素殺光了，後來還因劑量不足而「養出」一些有抗藥性的壞菌蟄伏在體內，下次再

來就要用第二代、第三代抗生素才會有效了！你覺得哪種作法對孩子好一點呢？

　　如果我們在面對孩子生病的時候不要太心急，給孩子的免疫系統一點的時間建立出它自己的抵抗力，好好觀察病情變化，是改善還是變差，選擇一位信任的醫師，相信他，然後「交給他」，這樣就是最正確的態度囉！

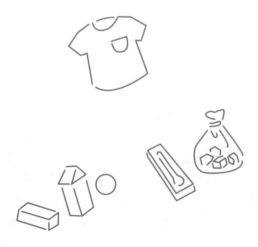

# 小小年紀生病不斷，
# 一天到晚吃藥傷身怎麼辦？

## 一定要吃藥嗎？

你知道每次去看病，醫生開給孩子的是什麼藥？這些藥吃下去對孩子會有什麼幫助？又會有什麼影響呢？這些藥都是一定必須要吃的嗎？該怎麼吃呢？這些是家長最關心的問題，讓我一一來解答。

我將普通看病門診小朋友常用藥物分成兩大類，一是「一定要吃的藥」，另一是「可吃可不吃的症狀用藥」，一般兒科門診常開的藥有：

- 細菌感染所用的抗生素。
- 發燒開的口服退燒藥或退燒塞劑。
- 呼吸道用的止咳化痰藥、支氣管擴張劑、抑制充血藥物及抗組織胺。
- 消化道的止瀉藥、軟便藥、消脹氣藥、益生菌。
- 過敏症用的氣喘急性發作緩解藥物及保養控制藥物。
- 其它比較專科的特殊用藥，像癲癇疾病、心臟疾病、風濕免疫疾病、內分泌疾病等藥物。

上述這麼多種類的藥物中只有抗生素、氣喘用藥及專科特殊用藥是「一定必要吃的藥」，其他都是可吃可不吃的藥！

## 如果吃藥沒必要幹嘛看醫生？

　　的確，孩子感冒的時候，有沒有看醫生，吃不吃藥，對孩子的病程進展和康復時間是沒有多少差別的！看醫生的目的是在於 1. 確立診斷 2. 檢查有無併發症。

　　經過診察，如果孩子的狀況是穩定的，就可以安心在家好好觀察小朋友的病情變化，這是家長應盡到的責任，因為兒童感染症大多是病毒感染，它有一定的病程，並不會因為吃了藥而改變或縮短，不是早一點吃藥它就早一點好，也不是吃了藥就保證病情不會有變化。

　　若家長抱持的心態是「我就是不懂，都交給醫生了，你要把它看好，我三天後回診就應該要好了」，習慣性的用一般消費型態來看待就醫這件事的話，只會迫使醫師將所有描述過小朋友的症狀都各配一種藥，甚至在預期孩子若需要時才會使用的抗生素也先開給孩子，但明明還不到必定使用的程度。結果只有徒增餵藥的辛苦，和孩子身體的負擔而已。

## 抗生素不是萬靈丹

　　首先大家要先有的概念是，抗生素不是萬靈丹，真正診斷有細菌感染時才能使用抗生素，有需要使用抗生素時則要用得早、用得好、用得夠。其實第一線的抗生素，用在治療細菌性中耳炎、鼻竇炎、肺炎，這些呼吸道感染疾病的菌種，大約七成以上都會有效！所以開抗生素的時候，實在不應該一下子就跳到後線的藥物。除非孩子病情很嚴重或年紀很小。

但醫師若為了打造好口碑，迎合家長們「神醫有神藥」的迷思，就習慣直接使用後線藥物，甚至叫家長自費購買「比較有效的抗生素」，治療起來確實幾乎百分之百都好了，長久下來一定會在孩子身上養出更多抗藥性菌株，反而得不償失。

因此用抗生素一定要從第一線開始，愈簡單愈好。你或許要問：為什麼不一開始就用「好一點的藥」，還要先試試「最普通的藥」呢？前面我有提過，這樣的做法是為了保護孩子，如果用第一線藥物就有效的話，就不應該一開始就跳到第二線藥物，否則長期下來孩子只能使用越來越後線的藥物了，而且細菌突變速度永遠比新藥研發速度快，未來恐將面臨無藥可醫。

## 醫師常開的抗生素

**◆ Amoxicillin**（商品名：安莫西林、萬博黴素）
　　這是最第一線的抗生素，用在小兒常見的呼吸道感染菌種，例如肺炎鏈球菌，Ａ型鏈球菌。只要用夠劑量，第一線藥物還是會有效。我建議治療這些沒被污染過，像白紙一樣的孩子，用藥一定要從第一線開始，愈簡單愈好。

**◆ Amoxicillin-Clavulanate**（商品名：安滅菌）
　　用於治療有抗藥性的細菌感染，例如 b 型嗜血桿菌。使用的時機是判斷當 amoxicillin 治療無效時才改用它。然而因為後線的藥物治療效果很好，很多診所都已經習慣一律一開始就用「安滅菌」！不會從第一線 amoxicillin 開始治療，這樣其實是有隱憂的。

### ◆ **Azithromycin**（商品名：日舒）

　　這是巨環類抗生素，對於治療肺炎黴漿菌或其它非典型肺炎感染很有效。比起以前老一代的巨環類抗生素「紅黴素」，這種新藥較不會引起胃痛，而且一天一次只要吃三天就可以了，相信很多家長都拿過這種藥。但是我要提醒大家：並不是發燒咳嗽就一定是肺炎黴漿菌感染，絕大多數還是病毒感染，使用這個藥仍然要謹慎，目前已經發現有抗藥性的肺炎黴漿菌了。

## 頭孢子素

　　另外一類是頭孢子素 Cephalosporin，大多用在皮膚軟組織、呼吸道及泌尿道感染。我來為您做個簡單的介紹：Cephalosporin 可分第一、二、三代。

### ◆第一代

　　主要用在革蘭氏陽性菌（皮膚傷口常見的細菌大多屬於這類，例如：金黃色葡萄球菌）感染，或大腸桿菌感染（存在於糞便之中，是泌尿道感染最常見的細菌），常用的有 Keflex。

### ◆第二代

　　則有較廣的殺菌力包括革蘭氏陽性菌及革蘭氏陰性菌，常用的有 Zinnat，Keflor。

### ◆第三代

　　則是對第一、二代無效的抗藥菌種及革蘭氏陰性菌特別有效，常用的有 Cefspan。

以往我看門診時，常在孩子的藥單上看到第二代的 Keflor ，但現在已經很常在藥單上看到第三代的 Cefspan 了。這意味著我們以往跳過第一代藥物，而使用第二代，現在連第二代也覺得效果不好，乾脆直接用第三代，將來怎麼辦？如果第三代也失效了呢？其實我們可以不需要這樣用的！該用的時候也要依據病情推測可能的菌種，選擇最簡單的藥物，漸進式的使用抗生素才好。

## 不建議兒童使用的抗生素

另外，有一些抗生素是不建議給兒童使用的，有些甚至會造成生命危險與永久性傷害，類別如下：

### ◆四環黴素 Tetracycline

會導致骨骼及牙齒的變性，使得牙齒變得黑黑的，所以在永久牙尚未完全長出之前不應使用。

### ◆磺胺藥 Sulfonamide

會與膽紅素競爭結合蛋白，導致核黃疸的危險，所以三個月以下新生兒不要使用，另外有蠶豆症的人也不要使用，以免發生溶血反應。

### ◆奎諾酮 Fluoroquinolone

在動物實驗中發現會造成動物軟骨病變，因為兒童的骨骼還在成長發育，所以不建議給 18 歲以下兒童使用。台灣兒科醫學會對於這個藥的使用有以下規範：fluoroquinolone 不應任意使用，只能在沒有其它替代藥物可用的抗藥性細菌

感染時使用，例如多重抗藥性綠膿桿菌引起的泌尿道感染、中耳炎、骨髓炎、多重抗藥細菌性腸胃道感染、對巨環類抗生素有抗藥性的肺炎黴漿菌感染、免疫功能低下的癌症病童等等。

## 不一定要吃的症狀用藥

醫生常開的另一類藥物是「症狀用藥」，我認為是「可吃可不吃」的藥。症狀療法用藥的目的是為了讓孩子舒服一點，所以我常告訴家長，雖然孩子在咳嗽、鼻塞、流鼻涕，但是如果不影響他的生活作息就不必吃藥，自己也會慢慢好。這些藥物包括退燒藥、感冒糖漿、抗組織胺、抗鼻充血藥物、化痰藥、支氣管擴張劑、止瀉藥。

常常聽到家長告誡孩子，要乖乖吃藥才會好喔！如果每個孩子都願意乖乖吃藥的話那當然很好，這些藥多多少少可以緩解他的不適，問題是大多數的孩子都不會配合乖乖吃藥，每次吃藥可能都要弄到五花大綁、人仰馬翻，如果吃藥給孩子帶來更大的痛苦，那真可以不必吃這些「可吃可不吃」的藥了。

美國 FDA 對感冒藥物的立場，認為 2 歲以下幼兒使用感冒藥物並非必要，我們更應該要注意這些藥物使用在幼兒身上的安全性。大部分呼吸道感染的症狀，都是自然的生理反應，不需要刻意去壓抑它。有些有害的「症狀用藥」更應該避免，例如類固醇、鎮靜劑、含 (codeine) 的藥物等等；另外腸胃道的症狀用藥例如止瀉藥，對孩子也不可以用太強，以免反而導致孩子腹脹難消，增加孩子的痛苦和危險。

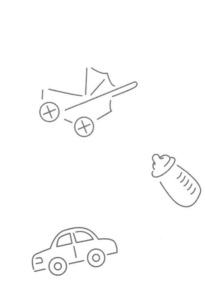

# 胡亂使用抗生素
# 日後恐將無藥可醫！

## 濫用抗生素不可不慎

前面已經稍稍提過抗生素的正確使用概念，在這裡我要再提醒大家的是，胡亂使用抗生素以致於培養出「超級抗藥性菌種」這件事已經嚴重危害到我國國民的健康了，開藥的醫師有責任，用藥的你也有責任，大家應該一起來防範抗藥性菌種的養成。

兒童的感染症是以呼吸道疾病為最多，而呼吸道疾病乃是以病毒感染為主，所以小朋友上呼吸道感染有九成不必使用抗生素，因為抗生素是用來殺細菌的，對病毒是一點效果也沒有，用了也是白用，只有壞處並沒有任何用處。

一般當孩子發燒、喉嚨痛、咳嗽、流鼻水就是上呼吸道感染，治療應以症狀療法為主，目的在減輕孩子身體的不適，如果孩子沒有什麼不舒服，也沒有影響到他的生活作息的話，不吃藥也行，家長可以不必耽心。

感冒不吃藥，久了會不會轉變成肺炎？其實小朋友有沒有得肺炎與一開始有沒有吃咳嗽藥、流鼻水的藥並沒有相關，家長也不用覺得小朋友是因為鼻涕沒擤出來讓他流下去氣管才變成肺炎的，因為根本不是那回事。我建議當孩子上呼吸道感染時只要注意他病情的變化是否漸漸好轉就好，不必去看醫生也行，更不必吃不必要的抗生素。

我提出幾點蛛絲馬跡來判斷孩子生病時要不要用抗生素，給大家作參考，如果孩子有下列症狀，代表孩子的感染是以病毒的可能性較大：

- 家裡的爺爺、奶奶、爸爸、媽媽或兄弟姐妹也有類似的症狀。
- 發燒的時候會不舒服，但退燒的時候精神百倍。
- 除了呼吸道的症狀之外又合併其它身體的症狀如筋骨痠痛、小拉肚子。
- 鼻水是清清的。
- 後頸部或後腦勺有小小的淋巴腺腫，摸起來會跑來跑去但不痛。
- 退燒後身體及四肢起疹子。
- 肝指數升高（如果有驗的話）。
- 3 歲以下。

有時候小孩子感冒時，被帶到不是對小兒病症特別有經驗的地方看診，我們常會發現孩子拿了一大包、一大包的藥，詳細看其成分，竟然同時有兩種抗生素，再加一種抗流感病毒藥，另外再加一種磺胺藥，這正是所謂的「亂槍打鳥法」！其實孩子只是普通感冒病毒感染，根本不需要吃這些藥。

## 錯誤用藥種下危機

另外有的時候會看到孩子領回家的藥一下子就跳用到後線抗生素，或甚至開了小孩子不適合用的奎諾酮 Quinolone 類抗生素（會影響兒童關節發育），這更是所謂的「毫無根據法」！

其實小兒科的病人在不同年齡層都有該年齡層不同的常見病原，這是小兒科一個很重要的特色，開藥治療感染都要遵循這個原則去想可能的病因，不能漫無目的地加重抗生素，以為這樣就能大小通殺，萬無一失。

　　有時候明明是病毒感染的病症，只是燒得比較高、比較久，就開了所謂的「預防性抗生素」，其實這樣也是不好的作法！孩子病毒感染的時候自有他的免疫系統去對抗，在還沒有看到細菌感染的証據之前是不必要使用預防性抗生素的。

　　我們常常因為錯誤的觀念與期望，加諸診所醫師太多壓力與干擾，使得開立抗生素變成一種常規，就是不需要用的時候也會開一點點以求心安，這樣其實對孩子是有害的。這就好像消費者喜歡買又大又漂亮的菜，會迫使農夫下很重的農藥是一樣的道理。舉例來說：小兒科病人細菌感染的第一名「肺炎鏈球菌」，對青黴素 Penicillin 有抗藥性的菌種，約於 1992 年開始出現，短短幾年間已經有 80% 的肺炎鏈球菌都帶有對抗青黴素的基因了。

　　肺炎鏈球菌對紅黴素有抗藥性的菌種約於 1984 年開始出現，如今已有 90% 的肺炎鏈球菌都對紅黴素有抗藥性了，這個問題真的很嚴重啊！所以結論就是，請大家記得：沒有看到細菌感染的証據就不應該使用抗生素，當醫生開抗生素的時候，你可以請教他。一旦決定使用抗生素，就要馬上用，用到好，把醫生開的藥都吃完，除惡務盡，勿留餘孽。

# 許醫師的小提醒

- 對於抗生素的使用，我們應該有的正確觀念是：
- 抗生素對病毒是無效的，不是細菌感染時不要隨便使用抗生素；
- 當細菌感染，決定要用抗生素，就要把細菌一次殲滅！一旦醫師判斷有必要使用抗生素的時候就要「Hit hard！Hit early！」把劑量開到足，把時間用到夠，病人則一定要把藥確實吃到完；
- 千萬不要在不確定的情形之下，用少少的劑量、用短短的幾天，求自己心安。病人其實本來也就不需要抗生素也會好，所以沒症狀後病人很快就自行停藥了，這是最糟的情況，因為壞細菌在抗生素打擊的壓力之下會突變以求自保，藥劑量不足又吃不夠久，沒把它全都打死，結果存活下來的就是一些已經突變產生抗藥性的細菌，在體內茁壯，下次這些細菌再作亂的時候，原先的藥又殺不死它，就必須要用更強的藥才行！如此惡性循環。要知道，新藥研發的速度永遠趕不上細菌突變的速度，再這樣胡亂使用下去，總有一天會培養出超級細菌，卻無藥可醫了！
- 我們人體內存在各式各樣的好菌、壞菌、病毒、黴菌，它們之間形成一種「恐怖平衡」在身體裡各自有各自的地盤，彼此互相牽制，誰也不能獨大，當你使用抗生素之後，就破壞了這種平衡，所有弱勢菌都被抗生素殺死了，而且往往好菌會先死光，帶有抗藥基因的細菌被選擇性的存活下來，這時候旁邊又沒有別的菌種可以與它抗衡，於是乎它獨大，趁機占據更多地盤，就會病得更重，而且更難醫治。
- 這種抗藥菌種的感染不是個人的問題，即使醫師謹慎的為你的孩子用藥，不使孩子產生抗藥性，但若孩子在學校、遊樂園感染到其它人身上有抗藥菌種的細菌時，結果一樣，所以這是社區甚至全國要一起意識到的問題。

# 腸病毒流行季節，家中小朋友如何不被病毒纏身？

## 令人聞風色變的腸病毒

還記得發生腸病毒 71 型大流行的那一年，病毒來勢洶洶，併發重症的孩子原來早上就診時都還好好的，回家不到半天的時間竟然很快發生咳血、昏迷的症狀，再回院時多已回天乏術，不多久就死亡了，這樣駭人的病程。

長庚兒童醫院林奏延院長首先注意到事態的嚴重，並找出致命的病毒就是腸病毒 71 型，後來經由林院長與各方專家研擬出一套「腸病毒重症治療準則」之後，大家有了救治這些孩子的方針，再遇到這樣的情況時，救活重症個案的機會才大大提昇。

1998 年共有 405 例重症個案，其中 78 個孩童死亡，是個很慘痛的經驗。經過這十多年來，政府與民眾也漸漸瞭解腸病毒。政府在民眾衛教、醫師再教育、以及重症醫療網的建立方面，都下了很多功夫，大家似乎不再那麼怕腸病毒，但卻也很不願意真的得到腸病毒！

## 對腸病毒的正確態度

　　究竟我們對「腸病毒」應該有怎麼樣正確的認識，才不會一直處於恐懼的狀態中呢？腸病毒是屬於「微小 RNA 病毒科」的一群病毒，人類是唯一的宿主及感染源，腸病毒的型別繁多，共有 100 多種，而大部分疾病是由其中 10~15 種病毒所引起的。如果把腸病毒詳細分類，可分為「小兒麻痺病毒」（也是腸病毒的一種哦！）及「人類腸病毒 A、B、C、D 型」，腸病毒 71 型歸類在人類腸病毒 A 型裡面；在所有腸病毒中就是「小兒麻痺病毒」及「腸病毒 71 型」最容易引起神經系統的併發症，而小兒麻痺病毒自從有了疫苗之後已經得到很好的控制，就是腸病毒 71 型疫苗仍在研發的階段，而且也沒有什麼特效藥可以殺死它，如果不巧得到腸病毒 71 型還是得靠孩子自己的抵抗力去戰勝它！

　　腸病毒的感染在全世界都有，在溫帶國家腸病毒通常流行於夏季，但是在亞熱帶的台灣卻是一年四季都有病例。每年疫情約從三月開始升溫，到六月達到高峰，等孩子放暑假後疫情會暫時緩和一些，到了九月開學又會有一波流行，一直要到進入冬天才會逐漸降溫。

　　常有家長會問：腸病毒是不是會拉肚子？答案是「很少」！腸病毒之所以稱為「腸」病毒是因為，當腸病毒經由呼吸道（飛沫傳染），或腸胃道（糞口傳染）感染後，它會從咽喉黏膜或腸道黏膜入侵人體，進行複製再隨血液散播到各器官，造成臨床的症狀。因為它主要進入複製的地方在腸道所以稱之為「腸」病毒。

## 腸病毒評估要點

　　有經驗的醫師可以憑經驗去評估孩子是不得到了要特別注意的腸病毒 71 型，以下是評估的幾個要點：

* 腸病毒 71 型多以手口足病來表現。
* 腸病毒 71 型的疹子及水泡比較細，像針尖一般大小。
* 腸病毒 71 型發燒的時間比較長，別種型大多燒三天左右，71 型可能會持續發燒到五天之久。
* 腸病毒 71 型會使孩子精神比較差，一般型的腸病毒感染，孩子退燒後仍然活蹦亂跳，而感染 71 型的往往會使孩子整天都顯得病懨懨的。
* 腸病毒 71 型比較容易併發神經系統的症狀，例如「肌躍型抽搐」，這是判斷重症前兆的重要依據，請家長要特別注意。肌躍型抽搐多發生在孩子將睡末睡的時候，它的症狀就是突發的全身肌肉收縮，在床上彈了一下，像是被嚇了一大跳的樣子，孩子常會因為這樣驚醒而無法入睡。
* 目前有腸病毒 71 型血清 IgM 快速檢定試劑可以提供醫師在臨床診斷上很大的幫助。

　　其實腸病毒可說是無藥可醫，病人要靠自己的免疫力去消滅病毒，醫師做的事只是支持療法，例如孩子如果因為吃喝不下而脫水，就為他打點滴補充水份，醫師也會給孩子一些止痛藥或止痛噴劑以減輕孩子嘴巴裡面潰瘍的痛苦，假以時日，大約 3~5 天絕大多數的孩子都會痊癒。家長在照顧上可以給予孩子一些冰涼、容易下嚥的食物，例如口含冰塊 ( 可以潤濕口腔並止痛 )、布丁、冰淇淋、冰牛奶等等，並好好觀察孩子的症狀才是重點。

## 腸病毒的常見症狀

### ◆咽峽炎

突發性高燒，且喉嚨出現潰瘍及水泡，病童常因無法進食而虛弱脫水。而皰疹口唇炎差別在於牙齦會腫脹流血。

### ◆手口足病

發燒、且在舌頭頰側、手掌、腳掌、膝蓋、臀部等位置出現小水泡，病童也常因無法進食脫水而須住院打點滴。

### ◆類感冒症狀

其實腸病毒最常表現的症狀就是像一般感冒症狀一樣，發燒兩、三天，其間小朋友可能會食慾不振、小拉肚子、精神倦怠、全身無力，燒完之後會發疹子，疹子可以是細細小小的也可能是突起丘疹狀的，之後就完全好了，若不去深究它，也不會知道是得到了腸病毒。

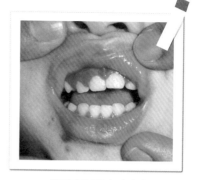

皰疹口唇炎實例

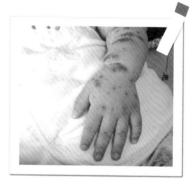

手口足病實例

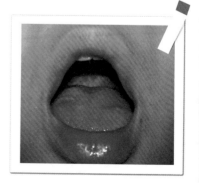

咽峽炎實例

## ◆其他症狀

其它還有肋膜痛、急性出血性結膜炎，急性肢體麻痺症候群及病毒性腦膜炎，這些也是腸病毒所引起的。

## ◆嚴重併發症

我們最眈心的還是一些會致命的併發症如：克沙奇 B 族病毒引起的心肌炎，病童發燒後在短時間內發生心跳過速、發紺、嘔吐、呼吸困難，很快演變成心臟衰竭；還有就是腸病毒 71 型引起的腦幹腦炎、肺水腫與肺出血，在短短 3~7 天內就可能死亡。

可惜的是，我們沒有辦法從孩子臨床上的表現去知道他得到的是那一型的腸病毒，也沒有辦法從孩子一開始的症狀去推測他會不會發展成重症個案，這就是讓家長最恐慌的地方。由於腸病毒 71 型是最容易併發重症的型別，所以我們對它要多一分認識。

## 留意併發重症

根據歷年監測的資料顯示，腸病毒併發重症以 71 型最多，併發重症的年齡以 5 歲以下幼童最多，重症的發生率以一歲以下的嬰兒最高，約為千分之 0.03 至 0.4，由此可見年齡愈小得到腸病毒愈要當心。

因為幼小的孩子都是被哥哥、姐姐或成人傳染的，到幼小的孩子身上的病毒量很大，但他們尚未有抵抗腸病毒的抗體，所以研究也顯示家中第二個得病的幼兒，病情往往會特別嚴重。事實上我們完全不能預估誰會變成重症，不過幸好要變成重症之前是有跡可循的。

## ◆須注意孩子有無以下症狀

- 嗜睡、意識模糊、眼神呆滯、疲倦無力。
- 持續嘔吐。
- 小孩在安靜、非發燒時仍會呼吸急促、心跳很快、臉色蒼白、神情緊張、全身冒冷汗、血壓上升、血糖上升。
- 出現眼球震顫、眼球亂轉、眼球偏向一側、肢體麻痺、動作失調。
- 肌躍型抽搐。

　　如果有上述這些重症前兆，請趕快把孩子送到醫學中心，千萬不要延誤了急救的時機。對於重症的個案，醫師會給予各種急救藥物或免疫球蛋白來調節孩子的免疫反應，只要轉送得快，孩子都有機會痊癒，也比較不會留下需要長期仰賴呼吸器或鼻胃管進食等等神經方面的後遺症。


## 時時備戰的態度

　　說真的腸病毒似乎已經融入我們的生活中了，我們也不需要太過害怕它，大家不妨用輕鬆而謹慎的態度去面對它就好，因為腸病毒的生存力很強，台灣的人口又密集，每年20萬尚無抵抗力的新生兒都是它感染的新對象。所以腸病毒的流行每年一定都會一再的重演，怎樣也無法逃避。

　　腸病毒的種類又那麼多，孩子得過其中一種，身上產生的抗體並不能保護不得到另外一種，所以得過腸病毒的人還是會再得。更厲害的是腸病毒的傳染力很強，家中有一個小孩得病，其他的孩子都很難避免，因為在潛伏期還沒有症狀

的時候，孩子的口水或糞便中就有病毒可具傳染力，之後病毒仍可持續釋出長達 12 週之久，另外有些人症狀輕微，只是像感冒一樣，根本在不知不覺中成為散播腸病毒的媒介。

　　為了預防腸病毒，唯一有效也是最基本的方法就是養成良好個人衛生習慣。老師都有教小朋友要勤洗手，洗手的時候要做到「濕、搓、沖、捧、擦」幾個步驟，這是大家都很熟悉的，這五個步驟最重要的其實是「搓」這一步，到底要怎麼搓才能搓得乾淨，真正把病毒搓掉呢？我教大家一個醫院推行的洗手七字訣：『內、外、夾、躬、大、立、腕』也就是：

- 兩手心內側互搓。
- 左手掌搓右手背外側，然後交換。
- 雙手十指交叉夾起互搓。
- 兩手呈打躬作揖狀右手拳頭搓左手心，然後交換。
- 右手搓洗左手大姆指虎口，然後交換。
- 右手五指立起與左手心互搓以清潔右手指尖，然後交換。
- 右手搓洗左手手腕，然後交換。

　　這七個位置全部都要洗到。每一次都要用力搓，每一個角落都要仔細搓，每次洗手至少都要一分鐘以上，才會有效。如果只是沾沾肥皂就沖水是不會有效的。不只小朋友要認真洗，大人更要確實做好洗手的步驟，才能保護小朋友不受感染喔！

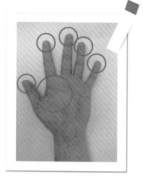 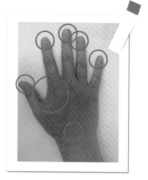

研究顯示洗過手後手腕、指尖、虎口等標註區塊是最容易被忽略，細菌殘留最多的地方。

恩主公醫院推行正確洗手方式分解圖

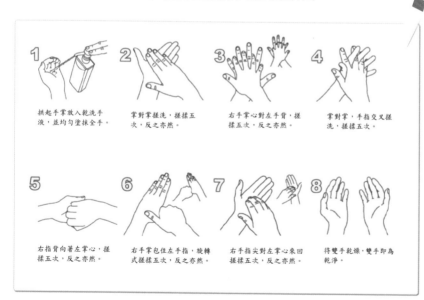

**1** 拱起手掌放入乾洗手液，並均勻塗抹全手。

**2** 掌對掌搓洗，搓揉五次，反之亦然。

**3** 右手掌心對左手背，搓揉五次，反之亦然。

**4** 掌對掌，手指交叉搓洗，搓揉五次。

**5** 右指背向著左掌心，搓揉五次，反之亦然。

**6** 右手掌包住左手指，旋轉式搓揉五次，反之亦然。

**7** 右手指尖對左掌心來回搓揉五次，反之亦然。

**8** 待雙手乾燥，雙手即為乾淨。

## 用對方法正確消毒

在幼稚園、托兒所、小學如果要做消毒也要用對方法才行,清潔劑、酒精是殺不死腸病毒的,必須用含氯的漂白水才有效。

一般環境消毒可將幼童常接觸的物體表面,如門把、桌椅、玩具、遊樂設施等,使用 500ppm 濃度的氯水,做重點式的擦拭即可。泡製的方法可用市售的漂白水 5 湯匙加入 10 公升(1250cc 的寶特瓶 8 瓶)的自來水中均勻攪拌即成。

若是被病童分泌物污染的物品表面則建議使用 1000ppm 濃度的氯水去清理。清洗好的物品還可以拿到太陽下去曝曬,因為紫外線具有殺菌的功能,腸病毒又不耐高溫,在 50℃以上的環境就會死掉,是很好的消毒方法。本章最後會再教大家如何調配消毒水。

## 避免傳染他人

如果得到腸病毒的小朋友,請儘量在家休息,不要再到學校,避免傳染給其他同學,一般建議請假七天,也就是一開始傳染力最強的這幾天,七天過後傳染力就大減了。

但是小朋友仍然要時時正確洗手及養成良好個人衛生習慣,因為腸病毒仍然會持續散播一段時間。至於幼稚園或小學低年級班上有兩名學生得到腸病毒時要不要全班停課,就依當時中央政府有沒有公告強制停課的規定來辦理,而小學中、高年級則不需要全班停課了。

腸病毒每年每年都會一直存在，我們要接受這個事實。而且可以用輕鬆的心情去面對它，不要過分耽心。如果真的得到腸病毒的時候只要好好休息，絕大多數都會自然痊癒，我們只要注意腸病毒重症前兆，要是病情一有變化立刻送往大醫院，這樣就能確保孩子的安全。

## 輕鬆育兒小撇步

簡易的消毒水在家就可自行調配，可用市售的漂白水5湯匙加入10公升（1250cc的寶特瓶8瓶）的自來水中均勻攪拌即成。

**[TIPS]**

- 材料：水、漂白水 (市售漂白水次氯酸鈉濃度為5%計算)
- 調配方式：

500ppm(次氯酸鈉濃度為0.05%)

| 100cc 漂白水<br>（免洗湯匙5瓢） | + | 10 公升清水<br>(8 大瓶礦泉水) |
|---|---|---|

1000ppm(次氯酸鈉濃度為0.1%)

| 200cc 漂白水<br>（免洗湯匙10瓢） | + | 10 公升清水<br>(8 大瓶礦泉水) |
|---|---|---|

※ 免洗湯匙一瓢約20cc，
　 大瓶寶特瓶一罐約1250cc

# 突如其來的發燒怎麼辦？
# 新手父母別慌張！

## 身體的熱從何而來

小朋友發燒這件事一直是父母關心的話題，究竟發燒是怎麼一回事？發燒對身體到底會有什麼影響？我將一一替大家說分明。我不會一昧的說發燒都一定沒有壞處，但也請各位相信發燒對孩子是一定有好處的！

人的體熱的產生是來自於肌肉活動、食物代謝與基礎代謝產生熱量。人的體熱的散失是經由皮膚的傳導對流輻射、汗水蒸發、呼吸、排尿、排便帶走熱量。

由於人是恆溫動物，所以透過腦部下視丘的體溫調節中樞就可以維持人體溫的恆定。

例如寒冷的時候人會肌肉顫抖，腎上腺素分泌以增加產熱，身體蜷縮、汗毛豎起、皮膚血管收縮以減少散熱，炎熱的時候人會皮膚血管擴張、呼吸加速、汗流挾背以增加散熱，懶洋洋不愛動、不愛吃東西以減少產熱。是不是很奇妙呢？

## 正常的體溫是多少呢？

95% 年輕人早晨的口溫介於 36.3~37.1℃之間，兒童的體溫較高 0.5℃介於 36.8~37.6℃之間，且肛溫又比口溫

高 0.5~0.7℃；故正常肛溫是 37.3~37.8℃之間，人的體溫每天又有 0.5 ~0.7℃的波動，通常早上 6 點最低，傍晚最高。如果我們要量小朋友的體溫的話，我建議一個月以下或體重太輕或不適合量肛溫的小嬰兒，可以考慮量腋溫或背溫，一個月以上的孩子就可以量直腸肛門溫度最準，因為它最不受外在環境溫度的影響，而手腳、額頭受環境溫度影響很大，並不適宜拿來量體溫，至於耳溫則記得一定要把小朋友的耳道拉直並且沒有耳垢阻擋，才能量出正確的溫度喔！

## 為什麼會發燒？

發燒是因為熱質 (pyrogen) 所引起的，熱質包括有細菌所產生的內毒素、外毒素，病毒所引起的發炎反應，單核球、巨噬細胞，內皮細胞受刺激所分泌的細胞激素 (IL1、IL6、TNF) 等等，這些東西來到下視丘，使下視丘分泌前列腺素，然後前列腺素就會叫體溫往上調整，這時候身體就用盡全力，包含上面所提到的肌肉畏寒、顫抖、皮膚血管收縮、手腳冰冷等等辦法，讓身體熱度升高。

退燒藥就是利用「抑制前列腺素產生」的方法以達到使熱度不再上升的效果。

## 為什麼要發燒呢？

既然發燒令人感到難過，那為什麼還要有發燒的反應呢？發燒難道真的一無是處嗎？其實不然，發燒的好處可多著呢！

## ◆發燒是一個警訊，告訴我們要注意了：

* 身體正遭受病菌入侵或是身體正處於發炎狀態，以讓我們提高警覺。

* 而且我們也可以從燒的程度去判斷病菌的威力以及病情的嚴重度，例如如果高燒到令人畏寒的話，往往代表是較厲害的細菌感染、菌血症、流感病毒感染或扁桃腺化膿等等。

## ◆發燒可以提高人體的存活率：

* 因為細菌在高溫的環境中會喪失其活性與毒性，如肺炎鏈球菌可在 41℃ 的環境下自動瓦解，不再發威。以前在沒有抗生素的時代，治療梅毒就是想辦法把病人的體溫提高就可以殺菌了呢！

* 病毒也是在低溫的環境下比較活躍，在高溫的環境下就會失去它的活性及傳染力。

* 人類的白血球吞噬及毒殺病菌的能力也是在發燒的時候特別有力。

* 簡單的說，下視丘設定要體溫升高是為了營造一個有利我方（活化免疫細胞），不利敵人（抑制病毒活性）的環境。

這麼多這麼多的好處你可以知道，我們人在發燒的時候其實是透過各個層面在增加人體的抵抗力，發燒是一件好事，發燒不是那麼壞，發燒也不是那麼不重要，應該重新去認識發燒這件事，並對它的效用刮目相看。

但是發燒總是讓孩子覺得很難過，父母親也很捨不得，人每燒一度就會增加氧氣消耗 15%，同時需要很多的卡路里去拉高體溫，就好像在燒柴升火一樣，必須花掉身體很多能量，孩子整個人就顯得很虛弱，同時還會用去很多人體內的肌肉蛋白質來製造血糖、白血球等，所以大病一場之後會覺得孩子就瘦了一圈。

　　這些反應對有些孩子是可能承受不住的，例如心臟功能不好的孩子、發燒會痙攣的孩子以及孕婦體內的胎兒也是。所以的確有些人是需要積極退燒的。

## 誰應該積極退燒？

　　「醫生啊！醫生啊！囝仔發燒了，卡緊給伊塞屁股啦！」這在門診是很常見的場景。很多家長遇到孩子發燒總是六神無主，焦急地要幫孩子退燒，只要孩子體溫降下來了他就安心，但是過不久孩子又燒上去，爸媽就又急得像熱鍋上的螞蟻了。但是小孩雖然在燒，人卻依然活蹦亂跳，這時候大可不必著急，孩子一點兒也沒有問題，更不需要一直要給他塞屁股，似乎只要表面上退燒了就會放心？

　　根據研究，退燒對病情並沒有好處，中等程度的發燒對人體並沒有傷害，一直按時服用退燒藥往往是沒有必要的。因為發燒可以提升免疫系統效能，使用退燒藥會壓抑免疫反應，孩子體溫若沒有高起來還可能助長病毒、細菌在體內散播開來，反而會延緩疾病的康復呢！而且一直吃退燒藥會掩蓋病情，醫師在診斷病情的時候可以透過發燒的高低、發燒

的頻率來觀察病情的演進，要不要做進一步檢查，所以發燒的型式對我們追蹤孩子的病情是很重要的，持續地吃退燒藥並不是一個好作法，而且退燒藥並不是沒有副作用喔！像小孩子發燒就要避免使用阿斯匹靈作為退燒藥，因為如果小孩子是得到流感、水痘或有時候腸病毒感染服用阿斯匹靈之後就會引發雷氏症候群 (Reye's syndrome) 造成腦部及肝臟的損傷。

所以其實小孩子發燒的時候很少需要積極退燒的，積極退燒反而有壞處，只有以下幾個情況才需要積極退燒：

- 發燒超過 41℃。
- 有先天性心臟病或慢性肺病、心肺功能無法負擔太大者。
- 患有神經肌肉疾病。
- 有先天性代謝異常、糖尿病或貧血。
- 發燒會引起熱性痙攣的人。
- 孕婦為了胎兒健康。

經過這番說明，相信大家都知道，大部份時候發燒都不需要急著退燒啊！

## 要如何退燒呢？

台灣兒科醫學會給大家的建議是，小孩子的發燒若是因為病菌入侵而引起發炎反應才導致發燒的時候，睡冰枕、洗溫水澡、退熱貼等都不再是退燒的好方法，因為當發炎反應叫我們的體溫調節中樞把體溫升高的時候，我們的身體就會

努力用盡能量燒柴升火，眼看水就要燒開了，你卻又拼命倒冷水加冰塊，身體覺得奇怪怎麼溫度還沒上來？於是乎又繼續燒更多柴，消耗更多能量以提高體溫，這樣來來回回，小孩子就一直消耗能量，溫度卻一直上不來，最後孩子就虛脫了。

所以對於發炎反應引起體溫定位點異常上升的時候，用物理方法降溫並不能達到最終退燒的目的，只是讓孩子更累而已！因此現在並不建議在這種發燒的情況下給孩子睡冰枕或擦澡喔！如果要幫孩子退燒，正確的方法應該是直接阻斷前列腺素的產生，也就是使用退燒藥物才對囉！

我的建議是如果孩子在發燒的時候，不管是幾度，若孩子沒有難過的樣子，那就不要退燒。有的小朋友當燒到39℃、40℃會感到不舒服，我們才幫他退燒。而且用藥退燒的時候不應該想用很多藥，讓孩子一下子就退到 36℃，這樣經常會退過頭；也不必想讓孩子溫度一退下來就不再發燒，那是不可能的事，因為生病都是慢慢好的，在還沒有消滅熱質 (pyrogen) 之前，孩子再燒起來也是很正常的事，至於要用口服退燒藥或肛門塞劑退燒藥，則都可依醫師的處方適量使用啦！

另外有的發燒不是因為體溫調節中樞的設定升高，而是因為產熱太多或散熱異常所引起的，例如：熱中暑或麻醉藥引起的惡性熱等等，就要努力用物理方法來降溫才會有效了。

## 發燒會傷害腦袋嗎？

　　如果發燒不是因為得了腦膜炎或腦炎，是不會燒壞腦袋的。生病時因為發炎反應使體溫調節中樞調高身體的體溫，身體會自行控制，再怎麼樣也不會讓體溫高於 41℃，所以家長們大可放心：「不是腦部疾病引起的發燒是不會燒壞腦袋的」。但若是因為產熱太多或散熱異常所導致的發燒（例如中暑或惡性熱），是和生病時體溫調節中樞調高體溫的發燒不同的。此狀況體溫往往會上升超過 41℃以上，甚至 43℃，這時候如果沒有趕快阻斷產熱作用，並以物理方法散熱降溫，不多久體內的蛋白結構受到破壞，就會造成腦部永久的傷害，甚至導致肝衰竭、心肺衰竭最後死亡。

## 孩子發燒時該有的正確態度

　　各位親愛的家長，孩子生病引起發燒，其實是在增加抵抗力，並且有助於殺死病菌，是一件好事，並不需要慌張，我們替孩子退燒只是要讓孩子舒服一點而已，並不是在治療這個病，也不是塞了屁股孩子燒退下來就覺得放心，孩子一直在燒就覺得緊張。我們要改變想法，注意孩子的活動力才是重點，如果他雖然高燒 40℃，卻仍有活力地玩耍，你就不需要太耽心的；如果他沒有燒，卻有危險的病徵，反而要特別小心了，什麼是危險病徵呢：

- 意識不清、持續昏睡
- 躁動不安、眼神呆滯
- 持續頭痛、頸部僵硬

- 呼吸急促、胸凹肋凹
- 心跳太慢、心律不整
- 口唇發紺、皮膚花花
- 尿量減少、哭泣無淚
- 三個月以下嬰兒發燒

如果有這些症狀，你就要趕快帶孩子到醫院詳細檢查喔！

　　孩子持續發燒超過幾天會有問題？相信也是家長們關心的話題，一般感冒燒三天多半是疾病的自然病程，孩子如果精神很好，你可以不必煩心，甚至不看醫師也可以；發燒到五天還在燒，你就要謹慎一些，可以帶給醫師診察看看有沒有厲害的感染或是感染引起併發症等等，不過病毒性扁桃腺化膿也常常會燒到五天左右；如果到了第七天還在燒就比較不尋常了，這時候一定要帶到大醫院好好檢查，可能連醫師都必需費一番工夫才可以抓到病因呢！

　　我們往往是因為不知道孩子什麼原因在燒才會耽心害怕，只要找到病因，適當治療，孩子的燒自然就會緩和，家長也就不再憂心了。偏偏小兒科病人發燒大多是病毒類上呼吸道感染，也往往都抓不到是什麼病毒感染引起的，所以只要沒有這些危險病徵的話，等待孩子用抵抗力消滅病原，度過疾病的自然病程，他就會退燒，恢復健康了。

　　你一定要改變對發燒的想法，注意該注意的重點，才是面對孩子發燒正確的態度喔！

# 幼兒感冒鼻塞流鼻涕，
# 看耳鼻喉科
# 才能對症下藥快快好？

## 兒科 V.S. 耳鼻喉科

這是台灣小孩子感冒時候一個很典型的寫照。其實小孩子上呼吸道病毒感染有一定的病程，發燒、鼻塞、咳嗽、流鼻涕是常見的現象，很多家長或許是因為心疼孩子的不舒服，或許是希望孩子快一點好，或許是沒空和孩子的病情磨菇，或許是迷信感冒就是要噴一噴喉嚨、抽一抽鼻涕才會好，於是乎看病的時候就會要求醫生幫小孩做這些事。正因為耳鼻喉科醫師就是專精於這些局部處置，所以自然而然孩子生病了就先帶給耳鼻喉科醫師看了。

這個問題包含兩個部份，一是小孩生病了帶給耳鼻喉科醫師看好不好？二是上呼吸道感染有沒有必要抽鼻涕、抽痰呢？但是小孩子生病當然應該給兒科醫師看才對，有幾個重要理由如下：

### ◆ 專業訓練

因為兒科醫師接受了三年兒童專科醫師的訓練，有些人再加上兩年的兒童次專科醫師訓練，有了這五年紮實的訓練基礎，使我們瞭解兒童生理及心理的特性，以及兒童生病的特質，我們知道如何靠近孩子不讓他們對醫師產生恐懼。

## ◆診斷精確

兒科醫師也比較知道不同年齡層的兒童會生什麼不同的病，所以我們對疾病的診斷比較精準，比起一時緩解不適，對症下藥更能快速恢復健康的狀態。

## ◆用藥安全

兒科醫師開的藥對兒童比較安全有保障，什麼藥可以給小孩子用，什麼藥不可以給小孩子用，特別是在抗生素的使用上，因為兒童發燒生病絕大多數是病毒感染，他們絕大多數是不需要使用抗生素的，但耳鼻喉科醫師非常習慣開立抗生素，甚至開了兒童不宜的抗生素，對小孩子來說其實是多吃無益，反而有害，這多是因為習慣，或是不了解兒童生病的特性所致。

## ◆全面診察

兒科醫師在替小朋友看診的時候比較會注意到孩子整個人的病狀，即使孩子只是喉嚨痛也會把他放到檢查床上從頭到腳仔細翻過一遍，不會只是做局部的塗抹而己。特別是在一些不好診斷的兒童特有的疾病，若是沒有豐富的兒科經驗的話會容易漏失，例如腸病毒重症前兆、感染性單核球增生症、川崎氏症、紫斑症、腸套疊、氣喘 還有很多其它等等。在這裡我要特別提醒各位家長，十八歲以下的孩子都是小兒科的範疇喔！

## 是否採取局部治療

兒童生病剛好大多是上呼吸道感染，上呼吸道感染就是會鼻塞、鼻涕、有痰，因此耳鼻喉科醫師剛好就派上用場，家長會常先帶孩子去看耳鼻喉科的原因無非是希望醫師可以

馬上解決孩子局部的不適吧！那麼噴喉嚨、抽鼻涕在小孩子上呼吸道感染時是不是真有其必要性呢？這個問題在兒科界也是看法兩極，我就條列當中的優缺點給大家做參考，不妨自行判斷一下囉！

局部治療的優缺點

| | 做局部治療 | 不做局部治療 |
|---|---|---|
| 症狀上 | 抽完鼻涕，立竿見影，小朋友立刻上呼吸道通暢。噴噴藥喉嚨也不痛了。 | 鼻子塞住不能呼吸，無法吸奶、睡不安穩、持續哭鬧、喉嚨痛、心情煩躁。 |
| 安全上 | 小孩子會掙扎，經常抽到流血。 | 無受傷風險。 |
| 心理上 | 如果每次看病都要這樣五花大綁、按住孩子的頭，醫師拿出恐怖的器械亮晃晃的在孩子面前，然後伸到口鼻裏面噴噴抽抽，只是徒增孩子看病的恐懼感，以後看到醫生叔叔一定又哭又逃，更難以接近，增加日後看病的困難度。 | 認為醫生和藹可親、笑容滿面，孩子接受度好，配合度高，使看病不會是一件可怕的事，讓醫生好好診察，是有助於病情的診斷的。 |
| 病情上 | 僅僅治標效果，對疾病的過程並沒有改變 | 生病要好，仍然需要靠多休息，按部就班吃藥，才是根本之道。 |

　　經過以上說明，相信你可以了解局部處置的優缺點，我比較持平衡的態度，因為它確實有它的好處，但也帶著一些壞處，就交給你決定吧！不妨帶小朋友給信任的兒科醫師看，請他幫孩子做一些局部處置。但是要記得乖乖配合治療，注意孩子病情變化，才是對孩子最重要的事喔！

# 幼童有需要接種肺炎鏈球菌自費疫苗嗎？

## 認識肺炎鏈球菌

目前在台灣肺炎鏈球菌疫苗屬於自費接種疫苗如果全部自費接種的話，總共大約要花費 12000 元，這對一般小康家庭來說也是一筆不小的開銷。

可是看到那麼多人都在打，自己的小孩如果沒打的話，會不會怎麼樣呀？要打又那麼貴，到底值不值得花這個錢呀？相信家長們都很想知道。

首先我們簡單來認識一下肺炎鏈球菌，它是由兩個兩個細菌彼此湊在一起的，所以又叫作肺炎雙球菌，然後這些細菌大家再編成一長串排列起來像鏈子一樣，所以叫做肺炎鏈球菌。

肺炎鏈球菌的致病毒性決定在它外層包裹的莢膜，這層莢膜會使得我們的白血球不易吞噬它，因此它就可以一直在我們的體內複製、流竄而致病。我們根據莢膜的不同，把肺炎鏈球菌分成 90 多種血清型，其中有 15 種左右是臨床比較重要的菌種。

## 危害兒童健康的首要敵人

　　肺炎鏈球菌是兒童最重要的致病菌。一歲以下的孩子有 30% 平常就帶著它；1~2 歲的孩子有 50%；2~3 歲的孩子有 60%；3~4 歲的孩子有 55%；4~5 歲的孩子有 45%。肺炎鏈球菌潛藏在鼻腔中，等待孩子感冒時呼吸道黏膜破損，它就趁機鑽入呼吸道中造成感染，所以肺炎鏈球菌感染主要發生在 12 月到 3 月冬天伴隨著感冒的月份。輕者導致鼻竇炎、中耳炎、肺炎；重者引起侵襲性疾病如肺積水、肺膿瘍、腦膜炎、骨髓炎，甚至敗血症或死亡等等。近來由於抗藥性菌種情形嚴重，治療肺炎鏈球菌的第一線抗生素 penicillin 在台灣已有高達八成是無效的，因此又增加了治療的困難度。疾管局也自 2007 年 10 月起將侵襲性肺炎鏈球菌感染列為法定傳染病。

　　發生侵襲性肺炎鏈球菌感染的兩大族群就是五歲以下兒童以及 65 歲以上的老人，如下表所示：

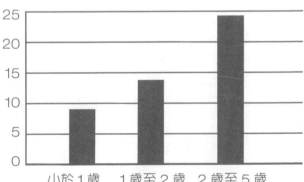

每十萬個孩子的發病人數

疾病篇　疾病照護有方法

就因為肺炎鏈球菌易感染嬰幼兒、毒性強又治療不易，因此發明肺炎鏈球菌疫苗，希望利用打預防針的方式，讓預防勝於治療，使我們的孩子免受嚴重感染的威脅。

## 施打疫苗的成效到底如何？

我們先來看看美國的結果：美國從 2000 年開始施打新型七價肺炎鏈球菌疫苗（所謂七價就是指疫苗中含有七種不同血清型的肺炎鏈球菌的保護力，當然挑選出來做成疫苗的七種型別就是臨床上最常感染的七種型別），結果本來得到侵襲性感染的案例每年每十萬個孩童有 100 個左右，到了 2002 年急速下降到只剩 20 個左右，減少有八成；在歐洲各國使用肺炎鏈球菌之後 3~5 年的統計，侵襲性感染的個案減少也有四成到六成這麼多，尤其是疫苗所涵蓋到的型別的肺炎鏈球菌幾乎完全消失了。真的是成效卓著。而且不但是得到嚴重疾病的人減少了，連正常人鼻腔呼吸道互相傳染帶菌的比例也下降了，所以感冒後併發中耳炎、鼻竇炎的孩子就少了，孩子使用抗生素的機會自然大大減少，進一步避免培養出抗藥性的細菌，這真是一個很重要的好處。

台灣自 2005 年開始引進自費七價肺炎鏈球菌疫苗，當時一劑約 3200~3600 元。

### ◆ 6 個月大之前施打者：
基礎劑要三劑，間隔 2 個月，然後一歲之後再補追一劑。

### ◆ 7~12 個月大開始施打者：
基礎劑要兩劑，間隔 2 個月，然後一歲之後再補追一劑。

### ◆ 1 歲 ~2 歲大開始施打者；

間隔 2 個月共施打兩劑。

### ◆ 2 歲大以後施打者只要接種一劑即可。

你會發現孩子越大打越少劑，所以是不是慢點打好呢？事實上是愈早打愈早得到保護愈好！但是這麼貴的疫苗，不是人人打得起。

後來到了 2009 年當時的台北縣政府率先為設籍在台北縣年滿 2~5 歲的幼兒免費接種一劑肺炎鏈球菌疫苗，當時真是羨煞了其它縣市！到了 2010 年政府有給原位民及偏鄉地區嬰幼兒免費接種 10 價肺炎鏈球菌疫苗。

2011 年七價肺炎鏈球菌疫苗改良成 13 價肺炎鏈球菌疫苗，美國是全部嬰幼兒免費施打四劑，使得美國全國得到這個病的兒童比率再降得更低；台灣則是到了 2013 年免費為全國 2~5 歲幼兒施打一劑。

台北市政府及新北市政府則提早到為年滿一歲以上的幼兒施打，一共可以免費施打兩劑。

根據政府目前的計劃，到了 2015 年，全國 6 個月以上嬰兒可以常規接受兩劑基礎劑及一劑補追接種疫苗，屆時，這隻危害嬰幼兒最重要的細菌應該就會大大的減少了！這真是給全國嬰幼兒的一個最好的禮物。

台灣 2013 年侵襲性肺炎鏈球菌的發生率在已經降到每十萬個小朋友中只有 5 個以下。這就顯示出台灣嬰幼兒施打肺炎鏈球菌疫苗之後，生病的個案也是大大減少。

## 肺炎鏈球菌的常見型

　　前面有提到肺炎鏈球菌有近百種型別，19A 也是其中一種，七價肺炎鏈球菌疫苗是選最毒、最常見的七種型別 (4、6B、9V、14、18C、19F、23F) 所做成的疫苗，當這七種細菌減少後，其它種型別就相對增加了，不過生病小朋友的總數還是比沒有打疫苗之前減少很多。目前 19A 是台灣五歲以下侵襲性肺炎鏈球菌感染最常見的菌種，因此現在新的 13 價肺炎鏈球菌疫苗 (4、6B、9V、14、18C、19F、23F、1、5、7F、3、6A、19A) 就很重要囉！因為它就有包含 19A 這隻菌，它提供保護的範圍就更廣了。綜合上述內容，如果家裡的幼童符合下列情況的話我會建議施打肺炎鏈球菌疫苗：

### ◆建議施打肺炎鏈球菌疫苗的小朋友

- 家中幼童是送去托兒所給人家照護的話。
- 家中幼童的哥哥姐姐正在唸幼稚園，又經常感冒回來的話。
- 家中幼童有特殊的心肺疾病 ( 如先天性心臟病、早產兒 )。
- 如果經濟能力尚可負擔疫苗的費用。

　　若符合以上情況建議從 2 個月大就開始接種肺炎鏈球菌疫苗。要是小孩已經年滿 2 歲，卻從沒打過肺炎鏈球菌疫苗的話，就趕快帶去打免費的一劑吧。希望到了 2015 年全國的寶寶都能藉著公費疫苗的施打，減少再得到這個病的機會，大家都能健健康康地長大！

# 另一種幼兒常見傳染病：
# 輪狀病毒

## 少量病毒便能致病的無形殺手

　　輪狀病毒是另一個嬰幼兒常見的傳染，全世界估計每年有一億一千萬個孩子感染輪狀病毒，其中有五分之一症狀嚴重。你一定無法想像：每年全世界有 50 萬兒童因感染輪狀病毒而死亡！即使是美國這麼先進的國家，每年也有大約 40 名孩童因此病死亡！在台灣由於就醫非常便利，孩子多可以得到妥善的照顧，如果得到急性腸胃炎拉得厲害的時候，我們會給予點滴補充水份，之後慢慢調養都會恢復正常，很少發生嚴重併發症。

　　但是家裡有小朋友感染過輪狀病毒的爸媽都知道，第一天小孩子嘔吐發燒，第二天之後就開始狂拉，水瀉的大便可說是用噴洩出來的！小孩子一吃就拉，而且肚子會鼓脹得很厲害，到最後就脫水了，叫人看了好心疼喔！

　　輪狀病毒之所以這麼厲害的原因是因為孩子只要吃進 10 隻病毒就會發病，而小朋友每一次嘔吐可以釋放出 3 千萬隻病毒！所以家裡只要有一人生病，其他人皆無一倖免，包括大人。又因為輪狀病毒入侵小腸黏膜細胞之後，在裡面大量複製，最後造成這個細胞的崩解，藉以釋放出更多病毒，繼

186

疾病篇　疾病照護有方法

續去感染臨近的小腸黏膜細胞，就這樣惡性循環，使得整個小腸黏膜破壞萎縮，它負責消化醣類的功能喪失，負責吸收水份及電解質的功能也喪失，所以你會發現只要孩子再喝到含有乳醣成份的奶類，他就會拉得更兇；而且因為小腸黏膜要再長回來需要一段時間，許多孩子常常因此而持續拉肚子一個月左右呢！

## 新生兒一定會遇上的敵人

根據統計，在兩歲以內幾乎每個孩子都至少會得到一次輪狀病毒感染，有７成的人會得兩次，有４成的人會得三次，甚至有１成的人在兩歲以內曾得到五次輪狀病毒感染！所幸我們人體的免疫功能很好，雖然可能會碰到很多次輪狀病毒，但重要的是感染的症狀會一次比一次輕微！

就因為它傳染力強，感染時小朋友又很辛苦，所以就有輪狀病毒疫苗的發明。目前市面上有兩種輪狀病毒疫苗。一個是歐洲的羅特律（Rotarix），一是美國的輪達停（Rotateq）。這兩種輪狀病毒疫苗效果都很好，寶寶最快可在６週大的時候口服服用第一劑，間隔 4~12 週使用下一劑。羅特律輪狀病毒疫苗必須使用兩劑，最遲可在寶寶６個月大的時候使用；輪達停輪狀病毒疫苗必須使用三劑，最遲可在寶寶８個月大的時候使用。

## 輪狀病毒疫苗成效如何呢？

美國從 2006 年開始使用輪狀病毒疫苗以來，在冬天輪狀病毒好發的季節，小朋友如果拉肚子被驗出是輪狀病毒的比例就逐年下降，到了 2010 年已經降到 2006 年以前的五分之一而已！因為感染輪狀病毒嚴重到需要住院的寶寶也大大減少，可見疫苗的確成效顯著！

其實輪狀病毒也有各種型別，簡單的說以 P、G 來命名，其中「P」有 35 種，「G」也有 27 種，（例如 G1P3、G2P4 等等），這樣組合起來就會有數百種不同排列組合的型別。

在台灣流行的輪狀病毒，以 2011 年的研究：G1P8 占了約 35%，G3P8 占了約 20%，G9P8 占了約 20%，G2P4 占了約 10%，這幾個是最常見的。我們當然希望我們花錢吃的輪狀病毒疫苗可以涵蓋台灣最常見的輪狀病毒型別，這樣才能收到最大的效益啊。

而羅特律是一價（含有一種血清型成分）的人類減毒輪狀病毒疫苗；輪達停是五價（含有五種血清型成分）的人與牛輪狀病毒重組製造而成的疫苗。輪狀病毒疫苗奇妙的地方就在於：雖然不是正好完全一樣的血清型，也可以透過其它機轉跨越保護到其它不同型別的輪狀病毒！所以雖然疫苗僅含一種，或五種型別，但它們提供的保護力卻是非常廣泛，這是很重要的。這有一個重要的觀念就是：當新型的輪狀病毒再出現的時候，希望我們原先使用的疫苗也要能有效保護得到才行！

總括來說吃過輪狀病毒疫苗的孩子，有７成至９成，即使得病他們也不會嚴重到需要住院的地步。不論是羅特律或輪達停，對於疫苗有涵蓋到的型別，或是疫苗沒有涵蓋到的卻能跨型別的保護作用，如果沒有吃滿預定的劑次，大約有７成５的保護力，如果吃滿預定的劑次則可以達到８成的保護力。

## 接種疫苗才是有效預防之道

　　因為輪狀病毒是一隻傳染力很強的病毒，任憑家裡洗得多乾淨，孩子還是會得到，所以唯一最有效的預防之道就是接種疫苗。使用過輪狀病毒疫苗的孩子，就算得到感染，他們的症狀也都比較輕微，孩子比較不會太痛苦，也不用花太多時間在照顧孩子的腹瀉、脫水。不過目前的報告看到，吃了疫苗還是無法百分之百對所有的輪狀病毒型別都有效，如果孩子得到的正好是少見的型別，就可能臨床症狀還是會很厲害。所以有的家長會反應雖然花了錢，但孩子仍然拉得很兇需要住院。

　　我的建議是：輪狀病毒疫苗是個有效的疫苗，它已經儘量做到最好的功效，不但對吃了的孩子有效，它還能順帶保護家裡或社區裡其他沒有吃輪狀病毒疫苗的孩子，（所謂群體保護免疫），若是經濟能力尚可，鼓勵你使用輪狀病毒疫苗！

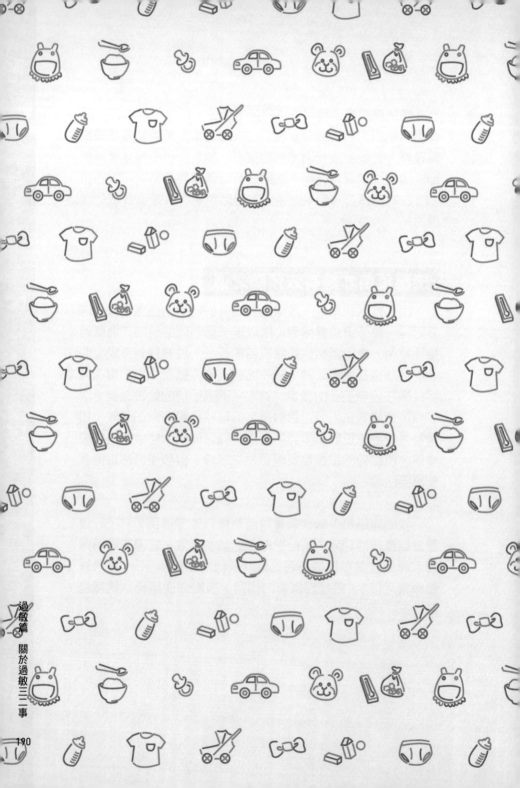

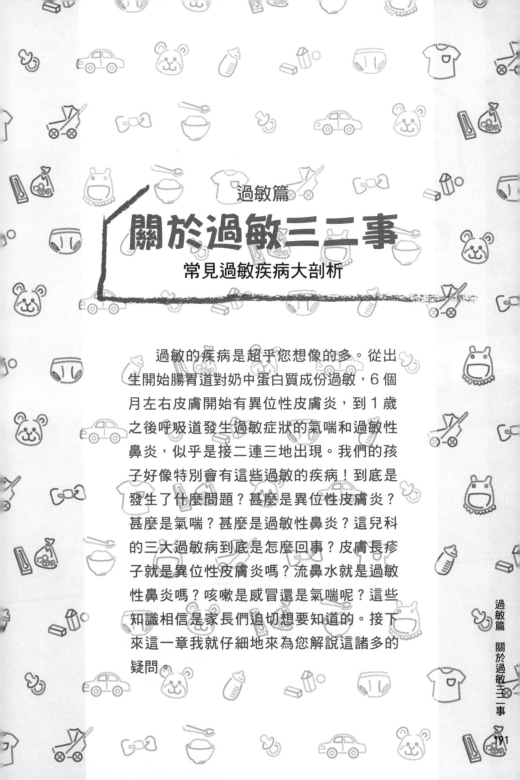

過敏篇

# 關於過敏三二事

## 常見過敏疾病大剖析

　　過敏的疾病是超乎您想像的多。從出生開始腸胃道對奶中蛋白質成份過敏，6個月左右皮膚開始有異位性皮膚炎，到1歲之後呼吸道發生過敏症狀的氣喘和過敏性鼻炎，似乎是接二連三地出現。我們的孩子好像特別會有這些過敏的疾病！到底是發生了什麼問題？甚麼是異位性皮膚炎？甚麼是氣喘？甚麼是過敏性鼻炎？這兒科的三大過敏病到底是怎麼回事？皮膚長疹子就是異位性皮膚炎嗎？流鼻水就是過敏性鼻炎嗎？咳嗽是感冒還是氣喘呢？這些知識相信是家長們迫切想要知道的。接下來這一章我就仔細地來為您解說這諸多的疑問😊

# 別以為紅疹都一樣，認識新生兒常見紅疹！

## 紅疹不一定就是過敏

　　在健兒門診，我常常會遇到家長提出來這個問題，耽心孩子是不是有異位性皮膚炎，其實有異位性皮膚炎的嬰兒大多在三個月大之後才會慢慢顯現出來，家長往往都耽心得太早了。

## 粟粒疹

　　在新生兒時期常見的疹子就是粟粒疹 (miliaria)，我稱之為「熱疹」，就是一些小小紅紅的疹子。它的成因就是汗腺出口阻塞，所以當給寶寶穿得太悶太熱的時候就會長這些熱疹，最常見好發的位置就在額頭上，要解決熱疹的問題很簡單，只要給寶寶涼爽通風或吹吹冷氣，它就會好了。臨床上根據汗腺阻塞的位置可以有三種不同的皮膚外觀的型態：

　　若是汗腺是阻塞在皮膚很表淺的位置，我們就可以看到一顆顆亮晶晶清澈的小水泡佈滿在寶寶的額頭上，要是不小心弄破了，還會有一滴滴汗珠流出來呢！如果汗腺是阻塞在表皮層內的話，我們看到寶寶的皮膚會比較紅紅的、一粒粒的小丘疹，就像是「痱子」，這時候他雖不會癢但卻會很刺痛，治療上除了保持涼爽也可以給他擦痱子膏以消除寶寶的不適。若是汗腺阻塞在更深的真皮層，外觀看起來則是像白色的丘疹。

## 脂漏性皮膚炎

　　當寶寶一個月左右大的時候常常就會看到嬰兒脂漏性皮膚炎。它好發的位置在頭皮、眉毛、耳後、臉頰，它的特徵是一塊一塊黃黃厚厚油油的皮屑，厲害的時候還會發紅、流湯、裂開，看起來好可憐啊！這是因為嬰兒的皮脂腺分泌旺盛的緣故。老阿媽古早以前會用麻油擦在頭頂上藉以軟化皮脂，然後再慢慢摳下來，我覺得未嘗不可。不過脂漏性皮膚炎會周而復始地發生，當舊的脫落後不久又會有新的長起來，一直要到皮脂腺自然萎縮之後才會消失。這期間如果有比較厲害的發炎的時候，可以用類固醇藥膏擦 2~3 天就會緩和，從頭到尾將近要四個月左右就會完全好了，只是看起來醜了些，家長不必太耽心。

## 黴菌感染

　　除了這些長在臉上的疹子以外，寶寶的脖子也常常會看到一些紅色的丘疹，特別是在那些胖嘟嘟的娃娃，由於皺摺處悶熱潮濕，最容易有黴菌孳生，也就是念珠菌感染，它的特徵是一顆顆紅色小丘疹長在潮潮黏黏的皮膚上。如果脖子上有這樣病灶的嬰兒，我們還要檢查他的腹股溝，這個地方同時也會有念珠菌生長，它的特徵是如衛星散佈式的紅色小丘疹，位於陰囊或陰唇上並延伸到腹股溝，甚至臀部皮膚上。治療上必須使用抗黴菌藥膏，並改善溫熱潮濕的皮膚環境才能根治。記得，身體上有念珠菌感染的孩子一定要再檢查他的嘴巴，因為很容易在照顧嬰兒的過程中又把黴菌帶到他的口腔裡了，這就是鵝口瘡。要是連嘴巴裡都有念珠菌的話就又更難根治了，因為為了杜絕所有可能的感染源，必須要把寶寶的奶瓶嘴、安撫奶嘴統統拿去用燒開的水煮沸三分鐘才能殺死黴菌，我一直告訴家長，奶瓶、奶嘴光用消毒鍋蒸過

是不夠的。如果是親自哺餵母乳的話，連媽媽都要一起治療，在乳頭上擦藥膏，不然寶寶吸一吸奶就把念珠菌留在媽媽的乳頭上，下一次媽媽哺乳的時候又再把念珠菌傳回寶寶口中，傳來傳去，口腔念珠菌永遠也好不了。

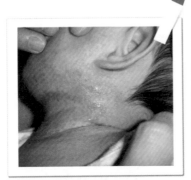

典型黴菌感染

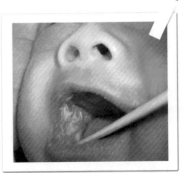

口腔感染念珠菌

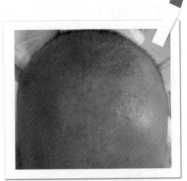

嬰兒額頭上的熱疹

## 青春痘

　　在這個同時，嬰兒還可能出現青春痘的情形喔！其實這就是皮脂腺出口阻塞所造成的狀況，它好發在臉頰及額頭的部位，有的像白頭粉刺，有的像黑頭粉刺，如果發炎或感染了細菌還容易形成膿皰，治療上最重要的就是保持清潔，用清水洗乾淨就好，也可以在有感染的部位局部輔以醫師開立的抗生素藥膏，先不要擦類固醇藥膏，因為常常愈擦長愈多，一般也是要等皮脂腺恢復正常後才會痊癒。另外還要提醒媽媽們，千萬不要給寶寶使用成人的保養用品，裡面的成份和防腐劑含量都不適合寶寶喔。

## 毒性紅斑

發生在胸腹部的毒性紅斑

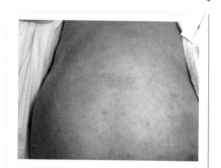

　　小寶寶臉上其實會有各式各樣不同的疹子，每種都各有特色。若是在剛出生第一週的嬰兒臉上所發現的疹子最常見的是毒性紅斑。它的特徵是皮膚上有不規則紅紅的斑塊，中央有一個大小約 1~2mm 黃黃的小水泡，大部份出現在胸部腹部，少部份出現在臉上或四肢。我就曾把這些水泡內的液體放在顯微鏡底下看，裡面都是嗜伊紅性白血球，所以我想這可能是寶寶接觸到外界的環境(包括包巾、床鋪、大人的手等等)的一個適應的過程，不需要任何治療，只要一到兩週就會自然消失。

# 出現異位性皮膚炎，
# 這就是過敏的反應？

## 哪些人會得異位性皮膚炎呢？

父母有過敏體質與孩子會不會發生異位性皮膚炎有顯著的相關性，有很多研究已經找到與過敏體質有關的基因，除了遺傳的因素，環境中的誘發因子也會影響異位性皮膚炎的發生，特別是食物過敏原，例如：蛋白、牛奶、花生是一歲以內的寶寶最常見的誘發異位性皮膚炎的食物過敏原，另外像呼吸道過敏原，例如塵蟎、貓毛、花粉則會影響異位性皮膚炎發作的嚴重度。

有異位性皮膚炎的孩子除了發作當時很難受之外，長期追蹤下來有三到四成的孩子會發展成氣喘或過敏性鼻炎，機會是一般孩子的 5 倍，這才是我們最在乎的問題。他們會這樣子演變，除了本身就是過敏體質以外，近來研究知道，過敏原從破損的皮膚進入到人體引起「致敏化」，也扮演一個很重要的角色。所以我常告誡家長，保護異位性皮膚炎孩子的最高指導原則就是維持皮膚的完整性，避免搔抓，預防感染，不要讓它變成氣喘或過敏性鼻炎。單純的異位性皮膚炎平均在 5~6 歲就會改善很多，只有大約 1~3% 的人到成人還一直好不了。

## 異位性皮膚炎的診斷標準

### ◆它有幾項主要的臨床表徵：

嚴重的搔癢、典型的疹子型態及分佈位置、慢性反覆性發作的特徵。

### ◆它還有另外幾項次要的臨床表徵：

皮膚乾燥沒有光澤、皮膚粗糙毛孔角化、容易有皮膚感染、如金黃色葡萄球菌或鏈球菌感染、發紅流湯成為膿痂疹、乳頭有濕疹、黑眼圈、魚鱗癬樣乾性皮膚、白色糠疹、血清 IgE 升高等等。

## 異位性皮膚炎的成因

正常皮膚的角質層具有保水保油的功能，其中一個關鍵蛋白 filaggrin（聚角蛋白微絲）可建構皮膚細胞骨架，成為緊緻強硬的形狀，避免外物入侵，它又可在角質層中轉化成 NMF( 天然保濕因子 ) 藉以留住水分，維持正常皮膚酸鹼值。

異位性皮膚炎的人聚角蛋白微絲不足，使角質層的屏障功能失常，台灣人有關的遺傳基因也找出來了，研究顯示此基因發生變異，造成異位性皮膚炎的人將來也容易轉變成過敏性鼻炎及氣喘。

另一方面，異位性皮膚炎的人皮膚角質層細胞間的脂質量也不夠，細胞間的黏合劑 ceramide( 神經醯胺 ) 也不足，所以皮膚就無法保持住油份。更糟的是 C 神經纖維帶來病人的皮膚癢感，不斷的「發癢→搔抓→機械性傷害促使皮膚發炎惡化→更癢→更抓→更厲害」，如此惡性循環。

之前提到搔抓造成的傷口容易感染金黃色葡萄球菌，它會破壞調節性 T 細胞的功能。正常人 T 細胞定期會死亡，而被金黃色葡萄球菌刺激的 T 細胞卻會不斷增生，T 細胞一直存在就會造成過敏原一直記憶在我們的免疫系統中，這也就是造成異位性皮膚炎一直反覆發作的原因。

## 異位性皮膚炎的明顯症狀

典型異位性皮膚炎在寶寶三個月大左右就會開始顯現，一開始會先從臉頰、下巴、耳前、髮際等位置出現嬰兒濕疹，也就是一些紅紅的斑塊伴有些許滲出液，然後變得粗糙脫屑，慢慢的連脖子、胸前、肘膝髖關節，也會有紅紅的發炎及粗粗的皮屑。

孩子常因無法忍受極度的癢感而用力去搔抓它，造成破皮流血、細菌感染，這些孩子往往把自己抓得體無完膚，還是忍不住要再繼續抓，令人好生心疼，再經過一段時間皮膚就會變得增厚苔癬化，白色糠疹樣。通常孩子的身上會同時存在各個時期的病灶，伴隨著大大小小的傷口，反反覆覆的發生，嚴影響到孩子的生活品質，也會造成孩子的情緒低落，真是辛苦他們了！

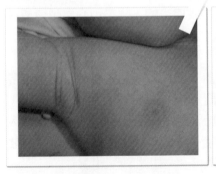

腋下輕微程度異位性皮膚炎

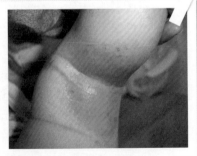

異位性皮膚炎急性發作

## 異位性皮膚炎的致病機轉

有了遺傳因子

⬇

免疫功能失調　　皮膚障壁缺陷

⬇

環境因素過敏原與
非過敏原刺激　→

皮膚發炎反應

⬇

全身性過敏免疫反應

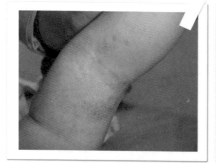

異位性皮膚炎蘚苔化

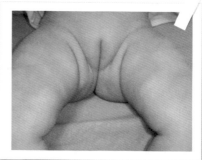

白色糠疹樣

## 異位性皮膚炎要如何治療呢？

　　基於上面所講的致病的道理，治療上最基本最重要的就是「保溼」！根據 2012 年歐洲異位性皮膚炎治療準則，保溼是最重要的基礎治療，保溼劑可分為 lotion 乳液、cream 乳霜、及 ointment 油膏，我建議大平面範圍的如胸、腹、腿等，可用清爽的 lotion，局部嚴重部位如肘、膝、膕、髁關節等，用比較滋潤的 cream，冬天要加強保水保油則可用封閉效果較好的 ointment。依歐洲異位性皮膚炎治療準則中的指引，小孩的保溼劑要用到每週最少 250 克才夠，這要怎麼算呢？大人的食指尖第一指節的長度叫一個 finger tip unit(FTU) 把乳液擠滿這一節的量約有 0.5 克，您可以比比看自己的指節有多大，按每週最少 250 克這個標準算下來，一天要全身擦 2~3 次才可以獲得足夠的保溼效果，所以我常建議家長保溼劑要常擦，只要你覺得孩子皮膚又乾了就再擦，不是只在洗完澡才擦。

　　根據建議，給孩子洗澡用溫溫的清水，輕輕除去身上的髒污，不要用肥皂；用泡澡的方式很好，但是洗 5 分鐘就好，在起身前 2 分鐘加一點沐浴油 (bath oil) 以加強保溼的效果；起身之後拍拍身上的水珠，不要擦乾它，就可以上保溼劑了。市面上保溼劑的產品很多，要注意不要有香精、防腐劑、刺激成分。我僅依台灣兒童過敏氣喘及免疫學會所作的建議，提供一些好用的保溼劑給家長做參考，例如 Atopiclair、cetaphil AD、physiogel AI，達到異位性皮膚炎的修復與保濕。根據「實証醫學」的研究結果知道，長期規律使用保溼劑可以維持皮膚的完整性，可以減少類固醇藥膏的用量，還可以避免金黃色葡萄球菌的生長。但是當異位性皮膚炎正在發作的時候單用保溼劑的效果就不夠好了，一定要先用類固醇藥膏擦到皮膚症狀緩解才行。所以治療異位性皮膚炎另一個重要的利器，就是類固醇。

## 使用類固醇治療

　　類固醇藥膏是治療異位性皮膚炎最重要最有效的藥物，大部份家長都對它抱著排斥的心理，其實我們應該用更正確的態度去看待它，只要用得對，類固醇藥膏可以緩和孩子的搔癢，中止它的發炎反應，避免病情惡化，是很重要的。

　　在 使 用 類 固 醇 藥 膏 的 時 候 請 掌 握 幾 個 原 則 ：

### ◆類固醇藥膏的強度依強至弱分成 1 級 ~7 級

　　七個等級，使用的大原則就是愈嫩的部位如臉頰，還有給年紀愈小的孩子，用愈弱的類固醇藥膏；愈厚的部位如關節，用強的類固醇藥膏。

| | 級數 | 學名 | 商品名 |
|---|---|---|---|
| 弱 | 7 級 | hydrocortisone | Cort.s（皮質醇軟膏） |
| | 6 級 | triamcinolone acetonide | Kenacort（寧康） |
| | 5 級 | fluticason propionate | Cutivate（克廷膚） |
| | 5 級 | betamethasone valerate | Rinderon（臨得隆） |
| | 4 級 | mometasone furoate | Elomet（皚膚美得） |
| | 3 級 | halcinonide | Halog |
| | 2 級 | flucinonide | Topsym（妥膚淨） |
| | 1 級 | betamethasone dipropionate | Septon（舒膚通） |
| 強 | 1 級 | clobetasol propionate | dermovate（戴摩膚） |

## ◆治療以一天擦兩次開始

「癢」是判斷類固醇藥膏治療有沒有效的標準，必須等到癢感消失後才可以開始遞減藥量，如果效果還不顯著就驟然停藥會容易復發。在使用類固醇藥膏的時候仍然要配合著保溼劑同步保養，可收事半功倍之效。但是要注意！要先使用保溼劑 (lotion 或 cream)，等 15 分鐘後才擦類固醇藥膏，因為藥膏必須擦在溼潤的皮膚上效果才會好。

有的孩子的傷口真的慘不忍睹，流湯流膿，這時候你可以用「溼敷療法」，就是擦上類固醇之後，用溼紗或專門的包布包裹起來，再每天換藥。包住的好處是可以加強保溼，促進藥物吸收，且讓孩子無法再抓。持續溼敷療法大約 3 天，傷口就會改善，如果可以持之以恆 14 天，就可以讓傷口癒合得更好了。

目前有新的實証醫學觀念就是：異位性皮膚炎在緩解期的時候仍然持續擦少量的類固醇 (proactive therapy)，大約一週兩次在之前好發的部位，這樣可以避免復發，而且並不會增加副作用。至於口服類固醇則應該謹慎使用，雖然效果很快，但也常常在停藥後又復發，因此只有在極嚴重發作的時候才可以短期 ( 以一週為限 ) 使用口服類固醇。

### 免疫抑制劑

另外一類用於異位性皮膚炎的藥膏：免疫抑制劑 (TCI)，是不含類固醇的藥膏，以往它們是用在當類固醇療效不好時的第二線用藥，它適用於 2 歲以上的小朋友。由於擦了它

不會造成皮膚萎縮變薄的副作用，所以很適合擦在細緻的部位，例如眼皮、口周、臉頰、腋下、腹股溝、陰部等等，這類藥物除了可以治療異位性皮膚炎以外，還有可以調節皮膚中免疫細胞的功能，使它們走向正常的路，不再誘發過敏反應。

以前較眈心的是 TCI 這類藥物會不會導致皮膚癌或淋巴癌的問題，不過到目前為止數年的大型研究觀察顯示，TCI 並沒有增加致癌的風險性。同樣的，當異位性皮膚炎緩解的時候，也可以用 TCI 一週兩次擦在之前好發的部位，以達到預防復發的效果。

## 細菌與黴菌感染

之前提到，異位性皮膚炎的皮膚它的保護障蔽不足，非常容易遭受病菌感染，特別是金黃色葡萄球菌，有 90% 的異位性皮膚上都帶有它，當表皮被搔抓破損之後，細菌就趁隙入侵，造成感染以及誘發免疫反應，所以用抗生素清除這些細菌也是一件很重要的事，使用抗生素的原則是，不必在未感染時用預防性抗生素，應該在有明顯感染時才用，可以用短期口服抗生素，或是用擦的藥膏，但是不可以擦超過兩星期，以免產生抗藥性菌種。除了細菌之外，異位性皮膚也容易受黴菌感染，必須用抗黴菌藥物治療。另外，比較嚴重的，當皮膚有皰疹感染時也容易演變成全身性散布的疾病造成厲害的丘疹、水泡、出血、結痂，必須立刻住院用靜脈注射抗病毒藥物才行。

## 益生菌是否有功效？

我想更多家長會想知道益生菌對治療異位性皮膚炎到底有沒有效果？答案應該是：大部份都沒有效，曾有研究表示益生菌可降低異位性皮膚炎發生的比率，但是卻有更多研究結果出來是無效的。甚至有一研究是給予有過敏體質的孕婦及其出生後的新生兒服用益生菌，結果寶寶異位性皮膚炎發作的機率是降了一半，但是日後發生過敏性鼻炎及氣喘的機會卻增加了。

因此，如果是為了異位性皮膚炎這個問題，我的建議是不需要給小寶寶吃益生菌；如果是大孩子，你想試試看，可以，但必須先確認東西是安全的，例如沒有塑化劑污染，且如果吃了一個月沒有什麼改善的感覺，就別再浪費錢了！

中醫的治療在台灣也很風行，臨床上有的人確實效果不錯，中藥所用到的成分有苦參、甘草、黃芩、冰片、檸檬、虎杖、大青葉等，製成口服或擦劑，可以清熱消炎、殺菌止癢、潤澤皮膚、修復表皮，同樣可以達到症狀緩解的功效。

還有其他輔助療法，例如服用多元不飽和脂肪酸，魚油、櫻草油 (primrose)、琉璃苣油 (borage)；塗抹植物萃取液以止癢，如洋甘菊 (chamomile)、金絲桃 (hypericum) 等等。雖然缺乏大型的實証醫學研究佐證，但是只要使用後沒有壞處，我認為都值得一試。

## 異位性皮膚炎的預防與照護

　　了解異位性皮膚炎的成因以及如何治療之後，孩子日常生活的照顧上要注意什麼呢？

### ◆ 哺餵母奶

　　哺餵母奶一定是減少異位性皮膚炎發生的最好方法，一般建議應哺餵六個月以上。不過，在餵母奶的期間，媽媽已經知道自己會過敏的食物一定不可以吃，因為當媽媽有過敏的皮膚症狀時所製造的母奶，孩子吃了也會起皮疹；如果奶水不足需要喝配方奶時，我建議可以用牛奶做的蛋白質部份水解配方奶粉，的確可以減輕孩子的皮膚過敏症狀。至於用羊奶或豆奶做成的一般配方奶粉，並不能改善孩子的過敏症狀，家長就不要再多花冤枉錢了。

### ◆ 避免任何刺激物

　　避免機械性的刺激，不要穿羊毛衣，或質地粗糙的衣服，應該穿純棉的內衣，而且衣服要穿得寬鬆，不要太緊或太悶。

　　避免化學性的刺激，不要用含有香料或螢光劑的洗衣精，不要讓孩子在家裡接觸到二手菸、福馬林或揮發性有機溶劑，戶外汽機車排放的廢氣含氮氧化物，硫化物等，對孩子也是一大傷害。我的孩子只要去台東，異位性皮膚炎就不藥而癒，一回到台北就又全身發癢，就是一個明証。

　　避免空氣過敏原的刺激，貓毛是皮膚的強烈過敏原，應該要避免，而狗毛則比較不受影響，另外像塵蟎、黴菌也會造成皮膚的過敏症狀。

避免食物過敏原的刺激，這是幼兒異位性皮膚炎最重要的誘發因子，常見的如蛋白、花生、蝦子、螃蟹等等，吃了之後 2 小時之內很快就會產生蕁痲疹、腸胃不適，之後 2~48 小時之內就會開始異位性皮膚炎發作的症狀。 像這些已經很明確知道會引起發作的食物，暫時還是能免則免，過一段時間則可以重新嘗試，直到身體對它產生耐受性之後就可以正常的吃了。目前研究顯示，在一般健康狀況良好的嬰兒，並不需要延後食用副食品，延後食用副食品並不會降低異位性皮膚炎的發生率，所以我還是建議 4 個月開始就可以接觸副食品，少量、多樣化的抗原刺激，是幫助寶寶達成食物耐受性的最好方法。

### ◆ 控制環境

夏天不要讓孩子熱得滿身大汗，冬天還要讓孩子保溼保油，其中如何掌握得宜，還需要家長下一番功夫。環境溼度控制要維持在 50~60% 之間，孩子感覺最舒爽，還可以抑制塵蟎、黴菌的生長，降低異位性皮膚炎發作的機會，希望家長們要努力做到。

### ◆ 關心孩子的心理

因為異位性皮膚炎給孩子帶來精神上很大的折磨，不論是不舒服的搔癢，還是醜陋的外觀，都會給他們很大的壓力。所以我們還要給孩子做好衛教，讓他認識這個疾病，瞭解如何避免異位性皮膚炎惡化，知道怎樣控制病情並感受到家人對他的關心，與醫生建立良好的醫病關係，充分與醫師合作，這樣才能好好戰勝異位性皮膚炎，提昇自己的生活品質。

## 輕鬆育兒小撇步

**[TIPS]**

如果您已經在純母奶哺餵了，孩子還是有異位性皮膚炎的時候該怎麼辦呢？

- 首先媽媽要先杜絕所有會引起過敏的食物。
- 可以嘗試一半母奶，一半蛋白質水解配方奶看看。
- 如果還是沒改善，母親及嬰兒都要帶來給醫師檢查，找出真正的過敏原。

# 幼兒久咳不癒，
## 你知道這也是氣喘的一種嗎？

## 不是只有喘才叫氣喘

當家長聽到自己的孩子被診斷為氣喘的時候總是半信半疑，「什麼？氣喘？可是他很少喘啊！」這是一般人對氣喘的誤解。

一般家長聽到自己的孩子有這樣的診斷，都會非常排斥，拒絕被貼上標籤。其實氣喘並不是我們想像中，孩子已經喘到上氣不接下氣了才叫氣喘，氣喘簡而言之就是「比較敏感的氣管」，而且有此症狀的孩子並不在少數。

氣喘是一種和遺傳有關的呼吸道發炎反應，這個炎症反應會受到各種誘發因子，例如過敏原、感冒病毒、運動等誘發，造成臨床上急性發作，是個可恢復性的呼吸道阻塞症狀。

氣喘發作的時候症狀可輕可重，輕者就是持續咳嗽，重者就是喘得很厲害，那是因為當氣喘發作的時候，氣管上皮脫落，黏液分泌增加，所以會感覺痰很多，又因為氣管內細胞浸潤和氣管平滑肌痙攣造成呼吸道狹窄，所以小朋友會有呼吸不順，發出咻咻咻的喘鳴聲。

症狀發作後有的人過一下子會自動恢復，有的人經過給藥之後會恢復，有的人則是嚴重到需要住院治療，有的人甚至會有生命的危險，可見氣喘的後果可大可小，不能輕忽！

## 感冒、氣喘怎麼分

你一定會問，小朋友一天到晚在咳嗽，到底是感冒還是氣喘？到底什麼症狀要懷疑孩子可能是氣喘呢？

以下幾項是一些重要的線索：

* 好像一直在感冒，而且每次感冒幾乎都要超過兩個禮拜才會好。
* 感冒時除了感覺痰多，還會有喘鳴聲。
* 感冒的小嬰兒在熟睡時呼吸平順，但是一醒過來開始活動了，就咳得兇，又喘得厲害。
* 2 歲以下的幼兒在半年內曾發生過三次以上呼吸道喘鳴症狀。
* 孩子時常在夜間乾咳，甚至聽見咻咻咻的喘鳴聲，特別是在變天的夜晚更明顯。
* 學齡兒童在學校上體育課或跑步後會咳得厲害。
* 孩子小時候也有異位性皮膚炎，或過敏性鼻炎的症狀。
* 父母或兄弟姐妹也有氣喘。

以上這些症狀如果答案大部分是肯定的，那麼你的孩子是氣喘的可能性就大增，一定要好好帶給兒科醫師詳細檢查才行。

## 氣喘的分類

氣喘的盛行率一年比一年增加，近年來台灣的小朋友約有 15% 有氣喘的問題，真的很多！ 第一次氣喘發作的年齡有 30% 在一歲之前就開始了，而氣喘的兒童 90% 在五歲

之前都會發作了。至於氣喘嚴重程度，或氣喘的症狀會持續多久則很難預測，但大部份氣喘的症狀都很輕微，這些症狀輕微的氣喘兒童很多在十歲以後就很少再發作，不過若是那些在幼年時期就很嚴重的病人，例如常喘到住院的、或無法停藥的人，到成年仍會持續有氣喘的症狀。我們可以依病人的臨床症狀把氣喘分為三大類：

## ◆暫時性喘鳴

這些小孩子在 2、3 歲內曾有反覆的發作，但在 3 歲之後就不再有喘鳴的症狀了。這類孩子的氣喘症狀多與環境有關，例如家裡有人抽菸，或是居家空氣污染。

## ◆非異位體質的喘鳴

這主要是由感冒病毒誘發的氣喘發作，在幼稚園階段一直反覆的氣喘發作，需要持續用藥，但大多在小學的時候就會症狀減輕到平時不必用藥的程度。

## ◆持續性氣喘

這類幼兒很明顯有其他相關的過敏症狀，例如嬰兒時期有腸胃道對奶類過敏，嬰兒濕疹，大一點就有異位性皮膚炎，一歲之後過敏性鼻炎漸漸出現，2、3 歲時對一些吸入性過敏原產生特異性的 IgE 過敏反應，抽血也可看到他們血中的嗜伊紅性白血球增多。 探究他們的家族史，父母或兄姐往往也有過敏的體質或過敏的疾病，這些兒童的氣喘病程度上都會比較嚴重，時間上也會持續比較久，因此需要長期的治療。下一章節會再詳細告訴大家如何戰勝氣喘疾病。

# 要想戰勝氣喘，
# 就該這樣做才對！

## 與氣喘的長期抗戰

面對氣喘，我們要有整套對策，包括正確的診斷，完善的治療計劃，過敏原的測試，避免接觸過敏原，適當的藥物治療，以及給病人衛教，才可以把氣喘病控制得很好。

### ◆正確的診斷

診斷氣喘最重要的是病史要問仔細，平日的症狀有沒有傾向氣喘的表現，小時候有沒有其它過敏病，還有家族中有沒有人也有氣喘。用病史就可以診斷出九成以上的氣喘兒，再加上其它抽血的檢查來輔助，就能得到正確的結果。

### ◆過敏原的測試

過敏原的測試包括「定性」的 MAST，及「定量」的 CAP 檢查，它不是確診氣喘的必要檢查，不過確實可讓家長對避免接觸到過敏原有個明確的方向感。在台灣最常見的吸入性過敏原就是塵蟎，及其排泄物，其它還有貓狗皮毛、蟑螂、黴菌等也是很重要的過敏原。另外有個更重要的氣喘誘發因子值得家長多多注意，就是感冒病毒，很多孩子平日都很穩定，但是只要一感冒就會喘不停、咳得兇。這些感冒病毒還會損壞呼吸道，誘發免疫刺激，使氣喘症狀持續惡化，（例如呼吸道融合病毒就是一大元凶），所以保護孩子敏感的氣管不要一直受傷害，就是要避免讓他一直感冒，不要太小就讓他上幼稚園，也不要在感冒流行的季節讓他到人多擁擠的地方。

## ◆避免接觸過敏原

當我們找出過敏原之後就要認真控制避免接觸過敏原。我常告訴家長治療氣喘最根本的方法在環境控制。在台灣，一定要認真控制濕度，因為潮濕的環境容易孳生塵蟎、黴菌，濕氣本身也會誘發氣管收縮。一個良好的溼度控制必須把家裡的環境保持在相對濕度 50~60% 之間才是最適宜的程度。

塵蟎占台灣孩童吸入性過敏原的 90% 以上。塵蟎是居家一種八隻腳的微小生物，喜歡在溫暖潮濕的環境繁殖，以人類的皮屑為生。母蟎可產 20~50 顆卵，卵經過三週可變成蟲，一個床舖內可能有數十萬隻塵蟎在裡面，它們的排泄物是引起過敏的主要物質。

### 預防塵蟎的方法

1. 一定要用防蟎枕頭套、防蟎被套才有用。
2. 清洗寢具每兩週要用 55℃的熱水來洗一次，先把塵蟎燙死了，再下洗衣機。
3. 家裡不要有地毯，也不要用厚重的窗簾布。
4. 所有毛絨絨的玩具都丟棄，保持清潔。
5. 房間一定要除濕，可使用 HEPA 級空氣濾清器以除去空氣中的過敏原。
6. 冷氣機出風口要加裝過濾膜，有助於濾去黴菌及雜質。
7. 平常清掃地板最好用吸塵器，用掃的會弄得灰塵漫天飛舞。
8. 房裡在換床罩被單時會抖落一屋子塵埃、塵蟎，有過敏的孩子暫時不要進入房間內。

## 其他常見過敏原

### ◆黴菌

家中其它的過敏原還有黴菌。黴菌主要存在於浴室，可以用漂白水好好除黴，並保持浴間的通風，情況就會改善。還有家中如果有壁癌的話也要好好處理，這些都是黴菌造成的。

### ◆蟑螂

家裡若要防蟑螂就要保持廚房的清潔，因為它最愛油膩的食物殘渣了。還有晚上可將水槽用蓋子蓋上，以防蟑螂順著排水管進到家來，另外適時噴殺蟲劑也是可行的。

### ◆貓毛

貓毛是一種強烈過敏原，我建議如果你的孩子檢查出來對貓毛有過敏反應的話，還是盡量不要再養貓會好一些。

### ◆菸害

還有家裡不要有人抽菸也是很重要的。菸裡面有上百種氣管刺激物，菸會阻礙氣管纖毛的擺動，增加感染的危險；千萬不要說：「我去外面抽就好！」，其實當你抽完菸從外面進來的時候還是滿身菸味呀！為了孩子好，就戒菸吧！

## 氣喘該如何治療

藥物治療也是控制氣喘重要的一環，接下來我就要告訴大家重要的氣喘藥物治療。氣喘的藥物治療可分為兩大類，一是平時保養藥物；二是氣喘發作時的急救緩解藥物。

### ◆一‧保養藥物

過敏的氣管其實就是處於發炎的狀態，所以平常就要持續使用抗發炎藥物，使氣管維持在穩定的狀態，避免孩子在成長中一直有反覆發炎，終將導致氣管的纖維化，造成不可逆的傷害，如此一來就一輩子都脫離不了厲害的喘鳴及活動

受限的痛苦。氣喘平時保養的抗發炎藥物有幾種，醫師常用如下

- 欣流 (singulair)

白三烯素是一種發炎介質，會造成氣管的傷害，這個藥正是白三烯素拮抗劑，可阻止由白三烯素引發的一連串發炎反應，它不是類固醇，而且使用簡單，六歲以下使用 4mg，六歲以上使用 5mg，每天睡前吃一顆就好，因此廣為病人接受。這是一個要長期使用的藥物，不過安全性頗高。只有少數家長反應孩子的情緒會有受到一些影響。我們要注意的是，欣流畢竟是藥物，一定要確實是氣喘的診斷才可以使用，不能只是普通感冒、咳嗽、流鼻涕、味道甜孩子愛，就把它拿來當糖果隨便吃喔！

- 吸入性類固醇（輔舒酮 flixotide，帝舒滿 duasma）

吸入性類固醇是控制氣喘最有效，最安全的藥物，大部份家長聽到要長期吸類固醇就很排斥，其實使用吸入性類固醇的目的就是平時用一個低劑量的類固醇來維持氣管的穩定，以避免真正氣喘發作時要口服或注射大劑量的類固醇去控制病情。研究顯示吸入性類固醇並不會影響孩子的生長發育，這是家長很在意的問題，所以如果孩子需要吸藥，就應該遵從醫囑乖乖吸藥，千萬不要偷工減料，自行停藥，倘若孩子因而發作了，要用那麼多藥，才真的是得不償失啊！另外對於氣喘控制不良的五歲以上病童，還可以用長效型 $\beta 2$ 交感神經促進劑 + 吸入性類固醇合併製劑 ( 使肺泰 seretide) 來治療，等病情穩定後再逐項減量。如果沒辦法達到良好控制，我們就要看看是不是沒有正確用藥，還是沒有徹底避免接觸過敏原，還是真的控制不好要加藥呢？

| | 良好控制（以下每項都達到） | 部份控制（以下出現任何一項） | 未獲控制（以下出現任何一項） |
|---|---|---|---|
| 日間症狀 咳嗽、喘鳴、呼吸困難 | 每週≤2次 | 每週>2次 | 在一週內出現≥三項 |
| 活動受限 奔跑、玩耍、大笑後出現咳嗽、喘鳴、呼吸困難 | 無 | 有 | |
| 夜間症狀 夜間出現咳嗽、喘鳴、呼吸困難 | 無 | 有 | |
| 需要使用急性緩解藥物 | 每週≤2次 | 每週>2次 | |
| 症狀惡化 | 無 | 每年≥1次 | 在一週內出現≥一次 |

## 氣喘吸入藥物使用方法

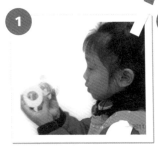

**1** 將輔助器從盒中取出

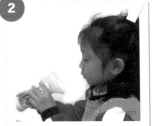

**2** 察看管腔內有無異物

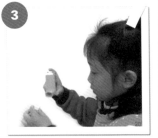

**3** 將噴霧劑的護套取下

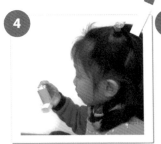

**4** 搖晃噴霧劑使藥水均勻

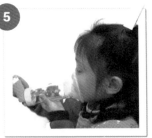

**5** 輔助器罩住口鼻，
按壓噴霧劑一下，
自然呼吸 30 秒。

有一個要提醒家長的事是，小朋友無法很協調的使用MDI(加壓定量吸入器)吸入型藥物，往往只是把藥噴在嘴巴裡而已。這時候我們就要替孩子準備一個吸藥輔助艙，先把藥裝好在吸藥輔助艙上，然後孩子只要在罩住輔助艙的狀態下自然呼吸 10 次，就可以把藥都吸到了！

◆二‧氣喘發作時的急救緩解藥物：
短效性 β2 交感神經促進劑
這個藥物平常在家裡就要準備好，學校保健室也都應該準備，孩子若有急性發作的時候就可以救急。常用的如：備勞喘 (Berotec)，用噴的外加一個小吸藥輔助器 (spacer)，是最有效方便的緩解藥物給藥方式。

副交感神經抑制劑
如定喘樂定量噴霧劑 (Atrovent)，它可以幫助擴張支氣管的口徑。一般是當已經用短效性 β2 交感神經促進劑，還未完全有效時，再加入合併使用。

不必害怕類固醇
一旦孩子氣喘已經發作的時候，常常要用高劑量類固醇去停止它的發炎反應，因為如果一直讓它發炎下去，最終將導致氣管的重塑與變形，所以使用口服或注射型類固醇也是急性發作時的必要藥物，家長們不必聞「類固醇」色變，正確適時的使用類固醇才是對孩子最好的作法。

## 中醫如何治療氣喘

　　中醫對氣喘的調養及治療也頗為家長接受。中醫認為：小兒心肝有餘，肺脾不足，腎常虛。天地之寒熱傷人，感則肺先受之，因而出現呼吸道的症狀。清代張璐首見用三伏貼來改善氣喘的病症。其中的道理為：三伏天是一年中陽光最盛的時節，根據人與自然界相應的理論，在三伏天順時攝取陽氣，做中藥穴位貼敷，來固本扶正，防治好發於寒冷季節的疾病，以達「冬病夏治」的目的。三伏天就是農曆夏至以後第三個庚辛日為「初伏」，第四個庚辛日為「中伏」，立秋後的第一個庚辛日為「伏末」，總為三伏。由於庚辛日在五行屬金，金與肺臟象相應，所以在三伏天防治肺系疾病有它時間醫學上的根據。我們選擇的穴位是：大椎、風門、肺俞、脾俞、腎俞來貼敷白芥子、延胡索、甘遂、細辛、麝香、薑汁調成的藥材，持續貼敷三年根據研究確實可改善氣喘症狀。

[TIPS]

### 輕鬆育兒小撇步
什麼情況必須立即送醫院急診呢？
* 每 10 分鐘使用一次備勞喘噴劑，連續三次後仍然會有呼吸急促的情況。
* 孩子已經喘到無法說話，坐立難安，同時臉色蒼白，唇色不紅。
* 孩子已經顯出煩躁、意識混亂、心跳加速、呼吸微弱了。

# 造成鼻塞、流鼻水、眼睛癢的過敏性鼻炎

## 令人難受的常見過敏疾病

　　過敏性鼻炎是另一個令小朋友難受的過敏症，也是占成人中最高比例的過敏疾病。只要天氣、溫差、溼度變化太大，鼻子馬上就鼻水猛流、鼻子不通、眼睛搔癢、頭昏腦漲，整天都不能專心做事；到了晚上睡覺的時候，一躺下來，兩個鼻孔馬上就塞住，呼吸困難。

　　其實有過敏體質的人在新生兒時期先是以腸胃症狀表現，如對牛奶蛋白過敏、嘔吐、腹脹、血便等；接著 3、4 個月大開始有異位性皮膚炎；到了幼兒時期可能就會有氣喘，3 到 5 歲為氣喘兒童發病的高峰期；長大以後在學童時期，大多數有氣喘的孩子都已經得到很好的控制了；而過敏性鼻炎則漸漸成為主要的過敏症狀，大約 10 歲為發病的高峰期，並且會一直持續到成人。

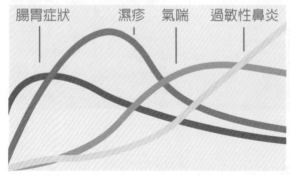

過敏疾病的盛行率似乎日漸上升，學者研究台灣學童過敏疾病從 1985 年到 2007 年之間的改變，可以看出來這樣的趨勢：

| | 1985 年 | 1994 年 | 2007 年 |
|---|---|---|---|
| 氣喘 | 5.1% | 10.8% | 20.3% |
| 過敏性鼻炎 | 7.8% | 33.5% | 50.6% |
| 異位性皮膚炎 | 1.2% | 5.8% | 12.9% |

你看，幾乎一半的兒童有過敏性鼻炎。氣喘的學童也占有五分之一，真是個驚人的數字。

## 如何判斷過敏性鼻炎？

過敏性鼻炎的症狀最重要就是流清清的鼻水，還有打噴嚏、鼻塞、鼻子癢，所以小朋友會經常用食指把鼻頭向上搓，以把鼻腔撐開讓它通暢一些，好像用手指在敬禮。因為反覆作這一個動作，會使鼻頭出現一條橫向的摺痕。有的小朋友因為癢而一直扭鼻子就好像在做鬼臉一樣。還有很多人會有黑眼圈，這是因為眼睛周圍靜脈血液回流不良所造成的。或是張口呼吸使得喉嚨乾痛，或結膜炎使得眼睛紅腫流淚等症狀。如果我們採樣鼻腔的分泌物就會看到很多代表身體處於過敏反應的「嗜伊紅性白血球」。但是若小朋友的症狀只有在單側鼻子，還有黏鼻涕倒流到喉嚨引起咳嗽，或是流綠色膿鼻涕，或嗅覺喪失，我們就要注意是否有併發鼻竇炎，或是有其它鼻子的問題，應該要再詳細檢查喔！

其實鼻子過敏經常連帶眼睛也不舒服，就是眼睛鼻子這個三角區會癢得受不了，抓又抓不著，眼睛很痠，眼淚直流，孩子都把眼睛給揉壞了，這時候可以配合用眼藥水治療過敏性結膜炎，效果很好。

# 孩子患有過敏性鼻炎，平時該如何預防及治療呢？

## 過敏性鼻炎的分類

依照過敏性鼻炎對生活品質的影響，可以分為間歇發作型及持續發作型：

| 間歇型 | 持續型 |
|---|---|
| 症狀每週＜ 4 天 | 症狀每週＞ 4 天 |
| 病程持續＜ 4 週 | 病程持續＞ 4 週 |

依照症狀發作時的嚴重度又分為輕度與中重度：

| 輕度 | 中重度 |
|---|---|
| 睡眠正常 | 睡眠影響 |
| 日常生活正常 | 日常生活影響 |
| 不影響上課學習 | 影響上課學習 |

## 如何治療過敏性鼻炎

　　我認為最大的過敏原就是溫差與溼度了，所以我常建議家長在早晨小朋友起床的時候就先在被窩裡戴好口罩再出被窩，不要讓他一掀開被子馬上吸到冷空氣，立刻噴嚏打不停，繼之以鼻水流不停，接下來整天都完蛋了。我們應該戴著口罩、穿好衣服、活動開來，等整個鼻腔都適應環境溫度了再拿下口罩去洗臉、刷牙、吃早餐，這樣就可以避免溫差對鼻子造成刺激症狀發作了。

　　我還常問家長一個問題，卻鮮少有人答對，那就是「冬天晚上孩子在睡覺的時候可不可以在房間內除溼呢？」答案是：「當然要除溼！」很多家長會問：人在房間裡面不是不能除溼嗎？這樣人會太乾啊！那放一杯水在床頭好了？其實這就是一個迷思。想知道會不會太乾就應該要買一支溼度計呀！我建議家長們這是必需的基本配備，你要準備一支靈敏的溼度計測測孩子的房間溼度，維持在 50 度到 60 度之間，特別是晚上睡覺時更要加強除溼，因為冬天的晚上溫度低、溼氣重，而過敏的症狀就是夜裡會特別厲害，所以晚上房裡當然要除溼啊！如果怕除過頭，就看看溼度計，如果除到低於 50 度以下了就把它關一下，如果超過 60 度了就要繼續除溼。不過有經驗的父母都知道，只要除溼機一關，溼度馬上回升到 80、90 度，所以冬天夜裡房間往往只會太溼，很少會太乾，所謂放一杯水只是自我安慰的做法，好好利用溼度計就對了。

　　其它的呼吸道過敏原諸如塵蟎、黴菌、貓毛、季節性的花粉、家裡有人抽菸、都市裡汽車排放的廢氣、來自於大陸的沙塵暴等等，如果孩子對這些有明顯過敏反應就要盡力避免接觸。

## 藥物治療

### ◆間歇型

症狀輕度：只要在不舒服的時候用一下口服抗組織胺就好了。症狀中重度：可以用口服抗組織胺加口服鼻黏膜血管收縮劑。

### ◆持續型

因為症狀都一直存在，會造成很大的困擾，所以除了上述口服藥之外，還要配合鼻噴劑才行。

### ◆對抗過敏性鼻炎的鼻噴劑

若發作的症狀為輕度的可以用過敏血球肥胖細胞穩定劑噴劑（Intal），它很安全，但是它一天要噴 3~4 次，效果又較慢，所以小朋友常常用不了多久就沒有耐心用了。另外還有類固醇鼻噴劑（Nasonex 或 Avamys)，對小朋友鼻子癢、鼻塞、流鼻水都有效，是治療過敏性鼻炎的一大利器，這兩種都可以用在 2 歲以上孩童。實驗觀察使用類固醇鼻噴劑後，身體吸收率是「零」，所以並不會對生長發育有任何影響。使用類固醇鼻噴劑一開始要持續使用 14 天，使鼻黏膜維持穩定的狀態，14 天後檢視使用的成效，如果效果很好，接下來可減量使用並繼續治療一個月，一個月後如果已經很好了就可以嘗試暫停一陣子，以後再視狀況來調藥。

如果過敏性鼻炎症狀是持續的，而且發作的症狀是中重度以上明顯影響生活作息，治療上已經用了口服抗組織胺、口服鼻黏膜血管收縮劑、類固醇鼻噴劑 2 週，結果還是效果不彰的時候，我們可能還要加上短期的鼻黏膜血管收縮噴劑(Winway 或 Sindecon)。注意！這類藥物不可長期使用，通常是用三天停兩天，如果還沒完全好時可以再用三天停兩天；若症狀真的是太嚴重，前面所述都已經用上了還是效果不佳，則還要加上短期口服類固醇 3~5 天，讓過敏反應穩定下來。

# 多吃益生菌，
# 可改善過敏體質？

## 認識常見益生菌

　　益生菌近年來在坊間大行其道，家長們為了孩子，花再多錢也捨得，很多家長每天都固定給孩子吃益生菌，希望能改善孩子的過敏體質，或是預防孩子過敏。但是吃益生菌真的能達到這個目的嗎？讓我來為你解說。

　　益生菌（Probiotics），起源於希臘語「for life」，是對生命有益的意思。遠古時候的人曾利用益生菌加入乳品中製成發酵奶。1965 年經科學家的研究之後發現益生菌確實有它的效用，因此 Lilly and Stillwell 將益生菌定義為：「任何可以促進腸道菌種平衡，增加宿主健康的活的微生物」。

　　其實益生菌是普遍存活在人體腸道的菌叢，它沒有致病性，可以和壞菌競爭腸道中的地盤，因此而抑制壞菌的生長；益生菌可以在腸道中消化醣類，使腸內環境保持酸性，避免腐敗菌在腸道中的增長；益生菌可以產生消化酵素，幫助我們吃進去的食物分解，同時它又可以製造維生素 B 群、維生素 K、生物素、泛酸等等，提供給人體必要的微量元素；益生菌還可以改善乳糖不耐症，因為它會幫助乳糖的消化，使乳糖不耐症的人的腸道中溶質濃度下降，就可以減緩拉肚子的情形；近年來益生菌之所以這麼暢銷的原因，是因為它可能可以調節人體免疫的機制，把有關過敏的 Th2 淋巴球導向提高人體耐受性的 Th1 淋巴球，因而避免產生過敏或減緩過

敏的症狀。也就是因為這層作用，各大廠商無不標榜他的益生菌擁有神奇的功效。

其實新生兒剛出生時是無菌的，經過接觸母親及外界環境，漸漸的有菌種在寶寶的身上建立，研究顯示母乳哺餵的寶寶腸胃道建立的好菌會比較多，所以如果希望孩子體內擁有這些好菌，一開始就要多餵母奶啊！

## 市面常見益生菌種類

我們把市面常用的益生菌簡單分成有兩大類，一是細菌類，一是酵母菌類。有很多腸內細菌品種擁有益生菌的功能，例如乳酸桿菌屬、雙歧桿菌屬、鏈球菌屬。一些經過很多研究，也常被製成產品的菌種，都是大家耳熟能詳的。

### ◆乳酸菌
Lactobacillus acidophilus 嗜酸乳桿菌（常稱 A 菌），
Lactobacillus casei（常稱 C 菌），
Lactobacillus paracasei（常稱 LP 菌），
Lactobacillus rhamnosus GG（常稱 LGG 菌）

### ◆雙歧桿菌
Bifidobacterium bifidum　比菲德氏菌（常稱 B 菌），
Bifidobacterium infantis　嬰兒型比菲德氏菌，
Bifidobacterium longum　龍根菌

### ◆酵母菌
酵母菌類有益生菌功能的常見的是 Saccharomyces boulardii

我們在臨床常使用的這些益生菌經證實有效的層面，例如輪狀病毒引起的水瀉，長期使用抗生素引起的腹瀉，有關適應新環境的旅行者腹瀉，這些腸胃道的疾病使用益生菌確實有效。

## 益生菌是否能預防過敏

大家最想知道的益生菌對異位性皮膚炎、過敏性鼻炎、及氣喘到底有沒有效？根據一些國外研究的結論是能些微減少異位性皮膚炎的機會，但對過敏性鼻炎或氣喘則是沒有差異。因此專家建議益生菌還不能常規用來作為異位性皮膚炎、過敏性鼻炎或氣喘的預防性用藥。避免過敏疾病還是應該從環境控制、找出過敏原、避免接觸過敏原做起。

## 對於益生菌須具備的正確觀念

1. 益生菌對於腸胃道的症狀確實有治療的效果，平常小朋友有腸胃道的疾病時，醫師也會開立益生菌，不過當腸道症狀改善之後就可以不必再吃了。益生菌在一些研究中確實具有調節免疫功能的效果，但是對於預防過敏性鼻炎及氣喘目前尚無有效的結論，對於異位性皮膚炎則有些微的功效。

2. 益生菌的效用當然跟使用的菌種及菌量有關，各種菌種的研究都在進行中，菌量則要每公克達到有 $10^8 \sim 10^{10}$ 的菌落數 (CFU) 才夠。

3. 你可以嘗試使用益生菌，但是要選擇有認證的產品才會更有保障。

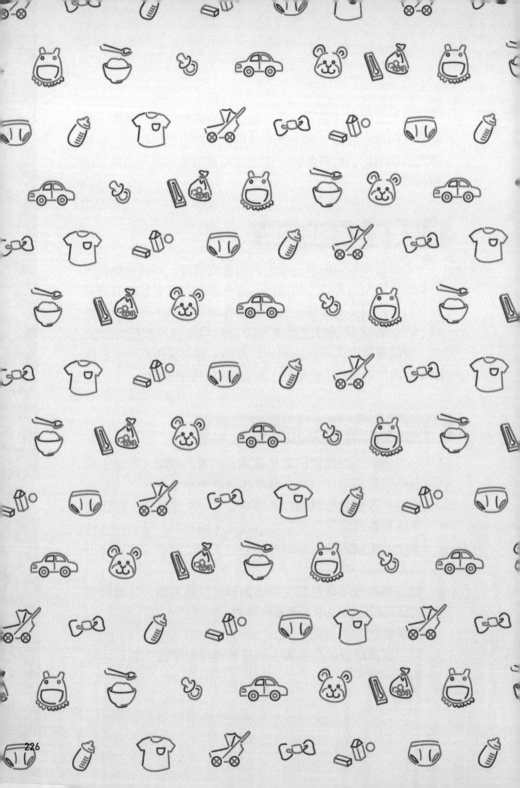

教養篇

# 孩子教養是關鍵

## 如何維繫良好的親子互動

　　「不要、不要！」小朋友剛學會講話，稚嫩的聲音加上超萌的搖頭動作，您還記得嗎？三歲以後，意見越來越多，每天為了他不穿這件衣服，不穿那件褲子、不乖乖坐好吃飯、不要洗澡、不要現在回家還要溜滑梯…僵持不下，這時候的「不要」，讓你開始感覺，教養孩子不是件簡單的事了嗎？「教養」，到底是對孩子的控制？制約？塑形？…還是對自己的心性、耐心、人格的重新修行呢？隨著孩子日漸長大，要用什麼角度來面對親子之間的衝突，甚至手足之間的衝突呢？還有新世代的高科技社會，改變了孩子的學習模式，如何才能讓孩子在科技洪流中生存而不沈迷呢？就從心理學的「理論」，同樣為人父母的「實務」中與大家分享些經驗談。

# 當孩子關上對外聯繫的門窗，如何察覺自閉兒

## 如何提早察覺自閉症

　　現在家長及老師都會注意到自閉與過動，發現有這樣症狀的孩子也不少，應該要有一些基本觀念。「自閉症」的發生率大約每一萬個兒童有 5 到 10 位，男生是女生的 3 倍。自閉症發生的原因遺傳的因素占很重要的一部份，其它還有懷孕時病毒感染，以及任何時期的腦傷都會提高自閉症的發生率，不過很多其實都找不到特別的原因。

　　簡單的說，自閉症有三大特徵：社交障礙、溝通障礙、及固著行為。自閉症因為沒有一個什麼檢查可以馬上肯定確診，醫師也多採取再觀察一陣子的作法，所以當孩子被確診時往往多已經很大了。我們希望能儘早診斷出這個問題，儘早給孩子介入治療！那麼在孩子 2 歲前有沒有什麼蛛絲馬跡可以讓家長注意到孩子可能有自閉症呢？首先我先告訴各位正常孩子應該要會的社交技巧：

### ◆正常的孩童發展
- 6 到 9 個月大，突然聽到聲音會轉頭。
- 9 到 12 個月大，叫他的名字有反應。
- 12 到 14 個月大，孩子會協同注意你指給他看的東西 (joint attention)，他要什麼東西也會比給你知道 (pointing)。

- 14 到 16 個月大，孩子有什麼有趣或得意的東西會秀給你看，有展示的行為。
- 16 到 18 個月大，會玩假裝的社會化遊戲，例如拿香蕉當電話筒講電話、假裝餵娃娃喝奶奶。

### ◆自閉症的徵狀

　　自閉症的孩子在這些溝通及社交的技巧都付之闕如，其實在他們很小的時候就有一些不同於正常孩子的表現：

- 在 6 個月大之前，對於逗弄反應漠然，你會覺得他總是很安靜，沒什麼情感的表達，在 4 個月大時仍然沒有 social smile。
- 6 到 12 個月大，娃娃臉上的表情很少，陌生人抱他與主要照顧者分開他也不會哭，無法從大人的臉色去感受人家的情緒，不喜歡身體的碰觸及安撫，指東西要他看他也沒在看。
- 12 個月到 24 個月大，開始有一些異常的肢體姿勢如斜眼看人，還仍經常咬、舔東西脫離不了嘴巴的感官，一直反覆轉圈圈，一直重覆做同一件事也不會累，好像一直活在自己的世界裡做事，會躲避別人的眼神，不會比、不會秀、不會展示東西給你看，不會用肢體語言表達需求。
- 2 歲之後，仍不會講話，很固執於特定的行為模式如果改變它就會憤怒及哭鬧，不會玩假裝的社會化遊戲。

　　這些症狀只要你有概念並多用心觀察，一定會察覺出異樣，這樣就可以早一點帶去給專業的小兒神經科或小兒心智科醫師做進一步診斷。

# 我的小孩坐不住，
# 安靜不下來，這是過動嗎？

## 好動與過動的不同

　　另外一項有關兒童發展要注意的重要問題就是「注意力缺失過動症」。在門診常有家長帶一歲多的孩子來找我問說：「這小孩坐都坐不住，是不是過動啊？」我都會告訴他「孩子這個時候就是好動，不是過動啦！」

　　「注意力缺失過動症」的行為因為多和團體生活有關，所以我們要診斷這個病經常要等孩子上學之後，透過老師及父母的觀察，來作為診斷的依據才行。家長不必擔心得太早。

　　「注意力缺失過動症」包含三個方面：注意力缺損、過動、及衝動。如果孩子上學後懷疑有這個問題，我們會給老師及父母一個量表 (SNAP- IV) 回去填寫，我列舉一些給你參考，但真正的診斷還需請兒童心智科或是兒童神經科的醫師幫忙喔！

## 注意力缺失過動症的徵狀

### ◆注意力缺損：

- 無法專注於細節的部份，做作業時會出現粗心的錯誤。
- 很難持續專注於遊戲活動。
- 看起來好像沒有在聽別人說話，在日常生活中經常忘東忘西。

## ◆過動：

- 經常在座位上玩弄手腳或動來動去。
- 在需要持續坐著的場合任意離開座位。
- 在不適當的場合亂跑爬高爬低。
- 經常講太多話。

## ◆衝動性：

- 老師問題還沒問完就急著搶答。
- 無法排隊等待輪流。
- 經常打斷或干擾別人。
- 易怒或容易被別人激怒。

上述這些症狀持續超過 6 個月並明顯造成學習或社交障礙。

　　一旦診斷為「注意力缺失過動症」就要好好治療。臨床上知道：藥物治療的效果遠大於行為治療，行為治療的效果又遠大於完全不理會它。現在已經有很好的藥物可以幫助孩子專心上課不干擾同學並且副作用很少，因此在專科醫師的協助下，孩子的過動症可以獲得很大的改善，專注力變好了，人際關係變好了，對孩子有很大的幫忙喔！

　　經過我的一番提醒，相信對幼兒的「自閉症」或「注意力缺失過動症」就有一些基本概念了，你可以按照上述列舉的要項來檢視孩子的情況囉！

# 考驗父母的智慧的手足衝突

## 與生俱來的特質

　　手足之間如何相處一直是教養孩子的重要課題，我們家也有兩姊妹，他們之間的互動時時刻刻牽動著我們夫妻倆的心情，我們做父母的對他們的管教也潛移默化地帶著他們走向感情更好或是關係更糟的境地。相信很多家長也跟我們有同樣的困擾，到底怎樣做才對呢？我們一起來探討。

　　面對手足之間的合作與衝突，我們首先要有一些認知，每個孩子都有自己與生俱來的特質，有的纖細敏感，有的隨遇而安，有的愛照顧人，有的渴望被愛。大人最重要的就是要看出孩子的特質，然後依照孩子的個別差異去引導他發展，千萬不要反其道而行，所以我常感覺，做父母真的需要非常聰明，非常用心才能帶好孩子。

## 給老大多一點疼愛

　　家中第二個孩子的誕生常常會帶來感情的衝突，兄姐可能會憎恨弟妹分去了爸爸媽媽本來只給他的注意力，弟妹也可能會憎恨兄姐所擁有的能力和支配權。做老大的永遠也不會想到在弟弟妹妹出生之前，媽媽也曾全心全意愛他一個人，為了搶回媽媽的愛，他會做出哭鬧不聽話的舉動藉以吸引媽媽的注意，或是一直要抱抱、黏人，藉以尋求媽媽愛的保証。但是他怎麼會瞭解媽媽已經很忙了，愈是這樣吵，媽

媽愈是生氣，結果就是落得「愈要不到媽媽的愛他更要吵，愈吵就更要不到媽媽的愛」這樣的惡性循環中！請不要期待他應該要懂事，這是父母錯誤的期待，所導致的將是忽略老大的感受，給予較多的指令，造成更多的衝突，使老大和父母的關係更緊張。我建議父母一定要特別撥出時間來跟老大來個「秘密的小約會」。藉著小約會讓老大重溫父母只愛他一人時候的舊夢，也好讓父母重新審視自己是不是很久沒有好好愛老大了，是不是對老大有太多苛責了，你們可以好好談心，好好擁抱，只是一小段時間，就可以讓孩子有足夠的安全感與充分的被愛，重新建立起深厚的感情。會發現，老大原來還是這麼可愛，因為你對他好，他就愈想表現得更好給你看，這是一種良性的循環。回過頭來，老大也會主動對弟弟妹妹更友善。

　　研究發現老大如果比弟妹年長較多，往往比較會照顧弟妹，弟妹也比較願意接受大他四歲以上的兄姐的指導；兩個如果只相差 1~2 歲，彼此往往會各行其事或比較會爭吵。所以如果計劃懷第二胎時我建議不妨間隔開一點，老大將會是你的好幫手喔！

## 手足之間的互動行為

### ◆令大人稱許的行為
如：分享、擁抱、合作。

### ◆競爭行為
如：爭吵、爭寵、打架。

## ◆模仿行為

常見的一種模仿型式是老大因為弟妹誕生之後，突然有很多退化行為變得愛吸手指頭、會尿床、要媽媽抱在懷抱裡吸奶瓶，因為他看到弟妹這樣可以得到很多媽媽的照顧，所以他也要變小。這時候請千萬不要斥責他，不然他的行為將變得更退縮，更沒有自信，或是生弟妹的氣。他所需要的是更多的關懷去建立起信心，所以我們要鼓勵他，他就能漸漸接受自己已經長大了，而不再有模仿弟妹的退化行為。

反過來看，小的也喜歡模仿大的，因為透過模仿，他能得到快樂，而大的被模仿卻並不一定會開心，因為他覺得自己的好點子老是被偷走，所以一幕大的很賤不理小的，小的在後面緊緊跟隨的畫面就出現了。這時我們會覺得老大為什麼不接納弟妹呢？其實大的只是想要擁有主導權，要弟妹聽他指揮。遇到這種情形大人總是很想出手救小的，但是我建議，只要他們玩得開心，大人還是不要過度干涉吧！

當孩子們自己在一起的時候，他們通常相處得較好，當大人在場的時候總是吵得莫明其妙？這顯示兄弟姐妹之間的紛爭有很多時候是為了得到父母的注意，所以了解孩子這種心理，你就比較不會動怒，比較可以平心靜氣正確處理小孩之間的吵鬧。我認為只要沒有吵到動手的程度，做父母的最好睜一隻眼閉一隻眼，不要介入，離開他們的戰場，他們很快就會停止爭吵了。

## 避免互相比較

　　對於年紀大一點的孩子，家長自己要注意到要避免互相比較的分別心，因為任何比較都會強化競爭和仇恨，使兄弟姐妹之間嫌隙加深，讓教養更困難。

　　千萬不能說「小的就是比較乖！」或是「大的就是比較聰明」這類的話，當糾正他時最好不要用「你是哥哥耶！怎麼還會這樣？」因為他會選擇性地注意到「哥哥」這個字，而產生反射性的排斥，卻沒有注意到你要指正他的是什麼事情。當然，也不要用「弟弟還小，還不懂事，你要讓他。」的論調，老大最不喜歡聽到這種話了。絕對沒有大的一定要讓小的這種道理。應該就事論事，明察秋毫，公平公正，誰有錯就處罰誰，這樣才能讓孩子信服，教養才能樹立威信。

## 給他們相互依靠的機會

　　更積極正向一點的做法，可以替小朋友製造兩人相依為命的機會。例如叫兄弟去巷口的便利商店買東西。很少離開父母，獨自出門的孩子，會認為這是有點害怕但卻又躍躍欲試的挑戰，這一路上她們會很慶幸有個兄弟姐妹可以陪他壯膽，相互依靠，完成挑戰。看著她倆手牽著手的背影，讓我莞爾一笑，當她們笑咪咪的完成任務回來時，我不禁暗自竊喜：成功了！

## 定好規矩可允許他們吵

你也可以給孩子一些規範，定好家中的規矩，以免他們爭吵過頭，例如：不能動手，不能做出傷人或讓自己危險的動作等等，然後給他們一些吵架的空間，一些互相磨合的機會，這可能會是他們互相了解，日後和平相處的基礎。但是一旦有人踰越了規矩，就應該適時予以懲罰。

## 手足都有他們自己的緣份

手足是孩子在兒童期彼此學會「依賴與被依賴」和「練習解決衝突的重要角色」。研究也發現雖然手足之間常常出現競爭，但是同時也存在著真摯的情感和關心的行為。我們要相信，兄弟姐妹都有他們自己的緣份，誰比較霸道，誰比較和善，經過磨合，到最後他們之間都會發展出一套相處的模式，會發現一直被欺負的那一個，還是一直要找欺負人的那一個玩，父母居中扮演的角色就是在這個過程中引導他們，不要讓他們產生彼此仇恨的心理就可以了。

您是不是總是看見孩子的爭吵而火冒三丈，卻沒有看見孩子的乖巧更值得您的誇獎？這是我們注意提醒自己的，我們要努力看到孩子的好，把握正向鼓勵的機會，他們會做的更好。

# 當親子衝突發生時 該具備的態度與處理方式

## 情緒失控怎麼辦？

你是否曾被孩子氣到情緒失控？或是對如何導正孩子的行為有著深深的無力感？別難過，我們都曾有同樣的感覺！

當孩子兩歲以後慢慢有了「自我」的概念，在他的腦袋裡全世界都是他的，只要違背了這個信念，也就會大吵大鬧，不斷地挑戰你的底限，衝撞你的耐心，非達到目的不能停止，你覺得打也不怕、罵也沒用，同樣的錯誤依舊一犯再犯，其實這就是孩子在探索這個世界，什麼事都阻擋不了他的好奇心。父母深怕孩子受傷，也怕孩子沒有被好好管教，以後是不是會變成小霸王？於是全心全力照顧孩子而精疲力盡，但孩子似乎依然活在自己的世界裡，讓做父母的有強烈的挫折感！

您要先相信自己，所有的父母都會有這樣的失控情緒，且根據我的經驗最困難的是就是當下要忍住的怒氣，您並不是壞爸爸（媽媽），沒有一位父母是天生就會當父母的，而是慢慢學習而來的，放鬆一點面對孩子的教養問題，您與孩子的關係才不會那麼緊張。

我建議在那脾氣上來的當下，請先深呼吸三秒鐘緩和你的情緒，避免忍不住的衝動，等不那麼氣了，再來處理這件事，比較能看得更清楚孩子的立場和想法，是真的不懂事犯

了大錯，還是只是很想被重視、被肯定而做了些事來引起你的注意，或是累了、倦了在亂？弄清楚原因才能給予適當的教導。如果你還是盛氣難消，我建議你先離開現場，請另一個人出來接手，不要自己一個人一直面對這樣的場景。我自己常常在孩子惹我生氣事過境遷兩三天後，再回想起當時候的情形，我會發現，其實孩子也沒那麼壞，事情也沒那麼嚴重，我當時怎麼那麼激動？真怕自己漸漸被磨到耐心都沒了，脾氣也變差了，我只能說：帶孩子真的是一種修行啊！

## 懲罰真的有效嗎？

無可否認的，當孩子做出你不喜歡的舉動時，用打罵的方式確實可收立竿見影之效，但這表面的順從，卻會換來更長遠內心的反抗。身體的懲罰會對孩子身體造成傷害，還會使父母變成暴力的攻擊者，孩子可能會模仿暴力解決問題的方式，而變得會攻擊比他年紀小的小朋友。孩子也可能會因為常被懲罰，又躲不開，而對自己感到無助，使得個性變得畏縮，所以用打罵的教方式是弊多於利。

## 如何導正孩子錯誤行為

其實教養孩子並沒有一定的準則，在你們家認為是犯錯的事，在他們家卻可能覺得沒什麼問題；在這個年齡媽媽認為要規範孩子的行為，在爸爸可能覺得是孩子的天真，無傷大雅。所以我會建議不要太嚴肅面對教養孩子的課題。不過我們也不能採取完全放任的態度。我在門診看到很多例子是父母完全順從孩子，結果孩子表現出的行為是滿腦子以自我

為中心，完全不能體會別人心情，不會替別人著想，這些孩子會認為自己是最重要的，他是最大的，全世界都應該圍著他打轉，這並不是我們所樂見，因為這樣的人格養成對日後的人際關係一定會有負面影響。當看到孩子真的有錯，你想導正他時，有幾個原則：

### ◆確實診斷

你得明察秋毫，未確定原因之前不要先指責孩子，這樣會失去孩子對你的信任，以後孩子也很難再信服你的管教。

### ◆態度一致

要和孩子約定規則之前要仔細考慮，是否是自己和孩子都能持續做得到？一但約定了就要確實執行。若父母對這個規定有時疾言厲色，有時又視若無睹，有時還跟他一起做違反規定的事，這樣孩子就會無所適從，猜想父母哪句話才是認真的？我這次要不要聽父母的話？而且還會因為所有的喜好、獎勵、好處都掌握在大人的手中而對自己感到無力、沒有信心，只會想辦法從夾縫中學到如何跟大人耍賴、撒嬌來得到他想要的東西，卻無法練習從固定的規則中學習約束自己、規劃自己的生活。

### ◆同理心的聆聽

有時候你已經氣到無話可說，不妨試試這招：「媽媽(爸爸)去洗把臉，回來再聽你說。」，在廁所把自己的怒氣洗掉，跟鏡子裡的自己約定，不論孩子說什麼，「絕對不批判！」，然後回來靜心的「聽」孩子說。只要能做到「不批判」，而且「聽得夠久」，一定能聽見孩子的心聲，發現孩子的單純，找到孩子兩歲以前的那份天真無邪。你會發現你的諄諄教誨

孩子其實已經聽進去了。這樣的聆聽若能成為你們之間固定的模式，漸漸的孩子在遇到衝突的時候就會用說的，不會用拗脾氣的方式來表達，這對孩子的表達能力和情緒控制都是很好的練習。

### ◆有建設性的教導

處罰孩子時，首先您要先沈得住氣，跳脫出來站在旁觀者的角度來看這件事，才能看到事情的真相。千萬不要在盛怒之下處罰孩子，否則您只是在發洩自己的情緒，而不是在教育孩子。其實做錯事的孩子大多知道自己錯了，只是常常拉不下臉來認錯，故意繼續用忿怒來掩飾自己的愧疚，這時您應該先原諒他，他就會解除自己的武裝，然後您再來引導他說出自己做錯什麼，該如何改進，如何與人和好。這樣就是一次完美、富有教育意義的學習。

倘若孩子仍時常再犯，不肯認錯改進，那麼您可以真正給予一次有感覺的懲罰，例如：「TIME OUT」面壁思過10分鐘，或取消某些福利等等。不過切記：處罰完了之後還要做收尾的動作，教導他將心比心，下次要怎麼做才是對的。最後在他軟化之後請記得給他一個愛的抱抱，這樣他才會打從心底認同您的處罰，才會把您要教他的事情真正聽進去！

## 父母的教養方式分析

心理學家把父母的教養方式分成三種，藉以分析家長不同的育兒方式與日後兒童社會能力的相關性：

### ◆獨裁式的父母

嚴格控制孩子的行為和態度，要他們服從一套絕對的標

準，如果做不好就要受懲罰。結果這種方式教養下的孩子變得較畏縮，較不信任人，較無法對一件事做出明白果決的決定，只是非常在意父母的反應。

## ◆放任式的父母

　　這類父母是不支配、不要求，相當的溫情，儘量讓孩子自己節制自己的行為，並且從不處罰孩子。結果他們的孩子自我控制能力最低，無法確定自己的決定是對是錯，因此常會感到焦慮。有時候如果父母要他自己做決定卻又不滿意他所做的決定時，將使孩子感到無所適從。

## ◆主權式的父母

　　這類型會引導孩子尊重他人，也尊重孩子獨特的人格。訂下一些標準或生活規則，但維持標準的態度很堅定，同時會給予有限度的懲罰，結合了控制與鼓勵。結果這種方式教養出來的孩子最有安全感，知道父母的要求在哪，會評估自己是否達到預期。他們可以經過完成自己的責任而獲得成功的滿足感，也可以想想自己如果要冒險做壞事是不是值得。這些小孩後來都較有自信，較能果決的自己做出決定，也較能自己訂定目標，然後把它做好。

　　看起來主權式的父母對孩子的發展是較好的，雖然父母也很難對孩子永遠保持理性不動怒，有時候也會嚴厲一些，那也無妨，就像你不可能期望孩子教一次就學會一樣，必須給自己像給孩子一樣多的包容，他在學習長大的同時，我們也在一步一步向他學習「如何養育孩子」的人生新課題，容許自己會犯錯，先原諒自己，才能從錯誤中慢慢修正，濃厚的親子情感連結就在這些磨合中漸漸產生。

# 3C科技有趣又便利，但長期依賴會對幼童造成不良影響！

## 日新月異的科技洪水

便利的智慧型手機，多功能加上聲、光、色的平板電腦，相信各位家長都已體驗到它們在生活中帶來了不同層次的便利，我也身受其「利」；但不可否認的，在我認真做「低頭族」的時候也多少有些忽略或減少了我對孩子的照顧和陪伴，身為父母都這樣難以抗拒了，可以想見這些「東西」對孩子的學習模式、思考模式、生活習慣會有多大的影響！

## 3C產品改變了親子互動

你有沒有檢視過這些電子產品是怎樣改變著我們的生活型態還有親子互動？開車時孩子吵鬧，給他一隻智慧型手機，他馬上安靜下來，還靈巧地劃來劃去，自己摸索出各種遊戲的玩法。有3C產品很好對吧？但是漸漸的，在家無聊時，孩子只想玩電腦遊戲，那些不會動、沒聲音，還得一個字一個字慢慢拼的書啊、玩具啊，都再也提不起他的興趣！在路上尖叫哭鬧要你給他平板電腦，在家族聚會中安安靜靜窩在角落玩手機，不願參與家庭互動。連大人自己都可能在上網時孩子來找你時，會說出：「別吵，等一下！」你也不希望這樣對吧？所以不管是自己與孩子都得對３Ｃ用品建立正確的使用觀念。

## 盡量延後幼童接觸電腦、電視的年紀

有位魯道夫·史丹勒博士創立的「華德福教育系統」，我很讚同！它強調孩子身心靈的整體教育，反對在孩童早期就灌輸太多知識。 而是要訓練孩子怎麼觀察、思考，用實際動手、接觸的方式來學習。

小朋友的腦細胞在 3 歲以前會以驚人的速度發展，之後的三至四年腦神經成長、連結的速度就漸趨平緩，直到七歲左右大部份已發展成形。所以我們應該把握這段黃金時間去開發孩子的大小肢體動作、身體感官能力、想像連結能力、語言人際關係，這是電腦螢幕做不到的！

孩子的腦波大多屬於平緩的 $\alpha$ 波 (8-10Hz)，也就是人在心情平和、愉快或平穩入睡時所出現的腦波；而現代人白天接收太多壓力、刺激後產生失眠時的腦波則多是 $\beta$ 波 (55-60 Hz)。 有人在孩子使用過電玩後觀察他的腦波，發現長時間使用電玩的孩子大多會出現 $\beta$ 波，而且比較會出現煩燥、不安，偏向對立、批判的情緒。足以見得長期使用電腦對小朋友是有害處的。現在兒童心智科、兒童眼科醫師及許多幼教學者都認為三歲前不該碰 3C 產品才對。

雖然醫學上對「電磁波」，或電視、電腦這類單向、高頻的聲光刺激對腦神經發展的影響沒有正式的研究報告，但從以上這些大腦的正常生理可以隱約推敲出蜘絲螞跡。

其實不須要耽心若不讓孩子提早接觸，以後會跟不上人家，因為現在電腦應用程式設計上都力求「友善的介面」。孩子日後接觸高科技產品的機會多的是，那些軟體都很容易上手。

## 各年齡層的重要發展，電腦是無法取代的

| 年齡 | 各年齡層的重要發展任務 | 過度使用電子產品的傷害 | 怎麼做才對 |
|---|---|---|---|
| 小於3歲 | **語言發展**<br>由與人的互動中開始語言的發展，學習口腔的探索、發音的練習。<br><br>**儀式化的行為**<br>藉此學習生活，了解世界運轉的模式，例如爸爸下班要說聲「我回來了！」吃飯、睡前喜歡固定儀式。 | 3歲以前就「黏」上電子產品的孩子，常會出現「假性注意力缺失」，類似自閉症的症狀，眼神無法對焦，不喜歡與人互動，語言發展明顯落後，對玩具沒有興趣，對什麼都不耐煩，焦燥不安。 | **引導非強力禁止**<br>可以用書本、玩具、兒歌、故事、遊戲來引導他轉移，若是只有強力禁止則無法達到教育的目的。 |
| 4~6歲 | **精細動作發展**<br>孩子會自己嘗試開瓶蓋、捏葡萄乾、一頁一頁的翻書、把積木越疊越高，然後一口氣全推倒。<br><br>**大量的肢體活動**<br>跑、跳、攀爬、翻滾、單槓等不同體位的動作，對六歲以前孩子的感覺統合很有幫助。 | 例如翻書須要大姆指、食指、中指三者靈巧的配合，加上手臂力道、方向的控制才不會撕破，電子產品大量取代了肢體活動和精細動作練習的時間，易造成精細動作不協調及感覺統合發展不良。 | **陪伴**<br>孩子需要父母的陪伴，而不是電動玩具的陪伴。<br><br>**約定時間**<br>如果要使用3C產品要規定時間。用一次少於30分鐘，一日少於1小時。 |

教養篇　孩子教養是關鍵

| | 各年齡層的<br>重要發展任務 | 過度使用電子產品<br>的傷害 | 怎麼做才對 |
|---|---|---|---|
| **眼睛的<br>發育** | • 這時候眼睛發展出對焦、融合、立體成像的能力。<br><br>• 需要遠距離凝望，放鬆睫狀肌，定時給眼睛休息。<br><br>• 注意孩子有沒有斜視、遠視、近視、散光、弱視等問題，每半年做一次視力檢查。 | 平板電腦、智慧型手機螢幕的背光源比書本的亮度高上許多倍，孩子的瞳孔需要一直保持收縮，以調節適應光源。又因為太專注在螢幕的變動，長時間沒有放鬆睫狀肌，若發生疲乏就會造成近視。 | **減少使用時間**<br>在眼睛肌肉未發展完全的情況下，一般孩子注視不到十分鐘就會有流淚、揉眼睛的動作，這時候就要教育孩子感覺身體發出的警訊，休息以保護自己的眼睛。<br><br>**注意使用環境**<br>在移動中的車子、燈光昏暗的餐廳，陽光斜射的樹下玩電子產品，會給眼睛更大的負擔。 |

## 教孩子「有目的」的使用電子產品

這點就是教給孩子在洪水中生存的游泳、駕船技巧！不要以為孩子還小，我們說太多道理他聽不懂，事實上孩子在幼兒期是人生中最容易塑形的時期。

### ◆父母本身對電子產品的使用態度

平板電腦是爸媽工作的工具？爸媽娛樂、打發時間的工具？亦或是忙碌時用來打發孩子的工具？藉由父母的行為、生活習慣中透露出的訊息是最大的影響力，孩子會從中模仿學習電子產品在生活中的定位，所以我們希望孩子不要沉迷於電腦遊戲，最根本的方法就是自己不要玩！

### ◆每次接觸時認清使用的目的

例如要查明天的天氣如何？要寫一封 email 給老師，查到寫好了，就離開電腦。小小孩會用到電腦大多是玩父母買的或搜尋到的有教育性質的遊戲，要在玩之前先約定好，這次要玩幾個單元，玩好就要關起來，避免讓孩漫無目的的在網路花花世界中隨意點看。

在孩子心中塑造「利用電腦只是用來達成自己某項需求」的想法，不要小看在孩子啟蒙時期對事物觀感的塑形，只要每次接觸電腦時都提醒電腦不是完全沒有壞處的東西，潛移默化之下，可以很有效的避免長大後沉迷網路的問題。

## ◆事先約定好使用的時間

剛開始可以放一個有指針的小鬧鐘在旁，小朋友對時間的長短還沒有概念，跟孩子約定「長針走到數字 時，就要關起來」。過程中父母在旁陪伴，也可一面觀察孩子接觸到什麼內容，時間到了可加減寬延一點時間，讓他完成一個關卡，這樣可以減少孩子因為玩得太高興，感覺時間沒有過了你說的那麼久，或是玩到一半硬生生的被剝奪、關機的感覺。可以讓孩子較容易遵守每一次約定好的時間。

## ◆生活中的實際案例和孩子一起討論

例如在捷運上看到有小朋友哭鬧要爸媽給他玩平板電腦，或在餐廳看到鄰桌的一家人，吃飯互不聊天，各自盯著自己的手機邊看邊吃 ，提出來跟孩子討論，讓孩子自己心裡有對這件事的好壞的思考，才能鞏固孩子在長大的歲月中面對更多高科技產品，能利用它又不迷失自己的中心思想。

---

**[ TIPS ]**

### 輕鬆育兒小撇步

電子產品的普及與運用勢不可擋，總括來說我們要有什麼正確的觀念呢？

- 利用它，而不被它利用。
- 不要拿它作為打發孩子，讓孩子安靜的工具。
- 每次使用電子產品都要有特別的目標。
- 它只是工作、教學、休閒，眾多方式中的一小部份，而不要佔有太大的比重。
- 要注意孩子各面向的均衡發展。

# 一哭馬上就抱，
# 會容易慣壞小寶寶嗎？

## 了解小寶寶哭的原因

　　當寶寶夜裡沒來由的亂哭一通的時候，首先請您確定兩件事，一是寶寶有沒有發燒，二是寶寶有沒有疝氣，男寶寶發生疝氣的位置就是在鼠蹊部腫一個包，大家都很清楚，記住：女寶寶也是會疝氣的喔！女寶寶疝氣的位置就是在大陰唇附近腫一個包。男寶寶疝氣的原因是腸子掉進腹股溝，而女寶寶則可能是腸子掉下來之外還有可能是卵巢掉下來呢！因此女寶寶發生疝氣時比男寶寶更需要加倍留心喔！

## 如何讓寶寶停止哭泣

　　好！言歸正傳，如果您已經回答了我的兩個問題，答案都是「沒有！」，而且您也找不出特別原因的話，那麼接下來就只是如何讓他停下來的問題了。哭泣的娃娃可以給他聽「低沈而嘈雜」的聲音，就會停下來了，為什麼呢？因為其實胎兒在子宮中打從有聽覺開始，就一直聽到這樣子的聲音，例如母親說話的聲音、母親心跳的聲音、母親腸子蠕動的聲音，經過子宮 及羊水的傳導，高頻的聲音被濾掉，傳到胎兒的耳朵，就只剩下「低沈而嘈雜」的聲音，當寶寶再次聽到這種熟悉的音調，就會獲得安撫。 如果還哭，那就請爸爸開車載寶寶出去邊搖啊晃的，他就會安穩的睡著了。不過到這個時候我想你也已經奮鬥兩小時了，天也快亮了。望著寶寶又甜甜的睡著，您還真有恍如隔世的感覺吧！

## 哭是嬰兒對外溝通的管道

「小寶寶哭了當然是要抱啊！」怎可放著給他哭而不努力安撫呢？您愈是不理他，讓他哭到累得睡著，下次他一定以更兇猛的哭聲再次挑戰你的極限！細心的媽媽可以分辨得出寶寶的哭的原因。嬰兒就是透過哭來與人溝通，以及利用哭作為獲取所需的一種手段。

研究顯示，當嬰兒以哭來表達他們的需要的時候，家長若是可以經常報以溫柔的撫慰，正確的滿足他的需求，寶寶經由「哭得到滿足」這樣的正向回饋，發現自己對生活事件是有影響力的，就會產生對自己的「自信」，以及對主要照顧者的「信任」，進而建立了親密的情感連結。

所以結論就是，當寶寶哭的時候，給予較多的回應比不予回應是比較好的，而且千萬不必耽心因為滿足寶寶哭的需求會寵壞了寶寶喔！到了一歲的時候，比起那些「哭」被忽視，或被懲罰的嬰兒，這些得到滿足的娃娃將會顯得比較少哭，情緒也比較穩定。而且還比較容易學會用哭以外的溝通方式，例如：使用自己的身體姿勢表達需求、使用自己的臉部表情表達情緒、練習牙牙語做溝通等等。至於那些一開始以哭表達需求卻往往得不到回應的孩子，似乎仍然以號啕大哭來作為情緒宣洩的唯一方式，變得更加難以安撫。

另外值得一提的是母親在嬰兒心理發展上所扮演的重要角色。快樂的媽媽可以培育出快樂的寶寶，經常生氣的主要照顧者則可能間接影響了寶寶的情緒。

## 親子間的依附關係

親子之間有一個重要的連繫（bonding）就是依附關係（attachment）的建立。依附是一種雙向、主動、情深，存在於兩人之間的特殊關係，雙方的持續互動可以更強化彼此之間的連繫。依附關係有三種，安全型依附行為、逃避型依附行為以及衝突型依附行為。

和母親建立起安全型依附行為的孩子通常他們能自在地去探索，有時回過頭來看看媽媽，知道媽媽就在那裡，他就可以再走到更遠地方繼續探索。這樣的孩子日後人格的發展會較為正向，他會勇於嘗試新的事物，對不熟悉的情境可以抱著肯定的態度。

逃避型依附行為的孩子在媽媽不在身邊的時候很少哭泣，當媽媽回來的時候卻會逃避她，這些孩子日後常顯得對人比較冷漠退縮，自己特立獨行的個性。

衝突型依附行為的孩子在媽媽快要離開的時候就開始顯得焦慮，真的離開以後會很不安，但是媽媽回來了他反而還發脾氣。想接近但又生氣，表現出衝突的行為。這些孩子日後可能變得較依賴，較缺乏自信而影響學習。

那麼究竟是什麼因素使孩子與主要照顧者發展出不同型式的依附關係呢？有的人說是孩子天生的個性不同所致，但更重要的是母親與孩子之間互動的模式所產生潛移默化的效果，如果母親每次對孩子發出的訊號都能做出回應，就比較能與孩子建立正向的依附關係，透過這種互動的模式，孩子

會得到一種自我行動的力量感，以及對自己能力的自信心，雙方互相影響，互相加強，慢慢就會建立起安全型依附關係。

反之逃避型依附關係的母親常常在親子互動中是易怒的，不習慣和孩子作親密的身體接觸，孩子因為經常遭受拒絕而感到憤怒、無助。

衝突型依附關係的母親則是往往對孩子發出的訊息做出錯誤的回應，使得孩子一直要卻又一直得不到。

由上面說明您會瞭解孩子哭泣都是有特殊需求的，而且我們應該盡力滿足他，對孩子會有長遠正面的助益喔！

[ TIPS ]

### 輕鬆育兒小撇步

安撫寶寶時你可以在寶寶耳邊發出「低沈而嘈雜」的聲音，例如「ㄛ~」，或是給寶寶聽電動吸奶器的馬達聲，再不停止哭泣的話，吸塵器的聲音或是廚房的抽油煙機都可以派上用場喔！

# 少了「陪伴」，
你與孩子越來越疏遠嗎？

## 忙碌生活造就了疏離

　　現代的社會，特別是在都市中，都是以小家庭為主，要像以前三代同堂，妯娌叔伯，堂兄弟姐妹同住一屋簷下的盛況，已不復多見。小家庭的生活型態是夫妻都是上班族，小孩7、8點早早就要跟著要上班的爸媽起床出門，有的送到托兒所，有的送去保姆家，好一點的有爺爺奶奶幫忙照顧，工作繁忙又經常加班的爸媽，等到晚上再見到小孩的時候多已8、9點了。孩子整天在外面的時間比在家裡的時間還多，爸爸媽媽和孩子相處的時間只有一個小時，而且這一個小時也是趕著孩子洗澡上床睡覺，真的靜下心來好好相處、聊天談心的時光等於零！

　　這是很多小家庭中親子生活的寫照，長久下來親子關係必然日漸淡薄，家庭教育對孩子行為的影響力就非常薄弱，父母沒有練習如何當父母，就不容易訓練出教養子女的耐心；孩子沒有獲得來自父母足夠的愛的關懷，就難以建立情感的連結。會發現這樣的孩子年幼時經常自顧自地悶悶不樂，長大時就急欲外求尋找同儕的認同，倘若孩子發展出什麼逾矩的行為，這時候再要糾正他，恐怕做家長能發揮的影響力也很有限了！這樣子的後果值得我們注意。

## 從小就建立陪伴關係

　　打從出生的第一刻起，我們就要求媽媽馬上可以在產檯上抱著寶寶，讓寶寶嘗試吸吮媽的乳頭，因為這就是建立親子關係的第一步，也是陪伴的開始。初生的寶寶天天和媽媽在一起，聞著媽媽奶奶的味道，聽著媽媽唱歌的聲音，寶寶因此而擁有安全感；你會發現寶寶特別愛跟媽媽笑，愛跟媽媽講話，相對的媽媽也從寶寶的回饋裡得到滿足，這就是親子的互相陪伴。到了八、九個月，孩子只有跟主要照顧者在一起的時候才會有安全愉悅的表情，離開主要照顧者遇到陌生人的時候就會有分離焦慮的情形，這時候惟有透過更緊密的陪伴，才能與主要照顧者建立起安全型的依附行為，還有建立起對自己和對別人的信認感，對日後孩子人格發展與個人成就都有深遠的影響。

　　一歲到五歲幼兒時期，孩子由父母親照顧或是交由別人照顧，我認為有絕對的不同，這段時間孩子在快速成長，不論是說話、走路、唱歌、跳舞、吃飯等等，只要每天在他身邊一定會發現他的「五天一小變，七天一大變」，幾天前才從椅子上跌下來大哭一頓，今天卻發現他正自己努力小心的從椅子上倒退嚕爬下來，隔幾天又會看到他隨著手機鈴聲節奏搖頭晃腦的跳著舞，更精彩的是當他發現你欣賞或鼓勵的表情，他會跳得更起勁兒，還大聲的笑著，這個笑聲會讓你「上癮」，整天逗他、搔他癢就為了聽到這個笑聲，孩子的這些成長的過程都是不容錯過的！

　　到了小學的時候，他們更需要陪伴。父母親的陪伴不是補習班、安親班，更不是 3C 產品，能取代的。我知道，

大部份家長因為要工作的關係，不能做到這樣，但是我們還是要認真思考怎麼樣才能多陪陪小孩。如果不能陪小孩吃午餐，也請不要再錯過陪小孩吃晚餐的時光！ 我去接小孩放學的時候，我看見女兒看到我的時候眼睛一亮開心的表情，我與孩子牽著手散步回家，一路上她已迫不及待嘰哩呱啦講起今天上的什麼課了，我其實是欣賞著她的表情多過於認真聽她講的什麼內容！上了小學，孩子的功課也是需要您陪的。我的女兒寫功課的時候也很喜歡動不動就哇哇亂叫討救兵，可是我很瞭解她不是不會寫或是不想寫，她只是希望我在旁邊陪著她，其實她自己一下子就可以寫好了！所以我就常常在旁邊看著她，她就能情緒穩定地自己慢慢解決問題。家長的愛，與陪伴真的對孩子有很重要的影響。不要讓他找不到您！日子久了他會不跟您說心裡的話了！

## 用陪伴加深親子間的羈絆

「陪伴」還有什麼魔力嗎？回想一下，還記得嗎？孩子出生第一週那綿綿軟軟的小身體，暖暖的奶香，瞇著眼睛餓得慌亂搜尋奶頭的表情，喝飽了滿足地像天使般安穩地入睡的表情，大些時他好奇地凝視著你的表情，看到你就安心地笑的表情，這些表情在孩子而言，是父母一路「陪伴」累積出來的信任；這些表情在父母的記憶中其實又有更微妙神奇的變化：在他打翻一身稀飯時，在他鬧脾氣時，在他與人打架時 這些表情會若有似無的再度浮現在腦海，讓你總是原諒他 總是可以靜下心來教他，有了這些一路陪伴著他長大的記憶，對自己孩子的愛「會有不同！」，你一定要盡力擁有這些專屬於和孩子的記憶，不要輕易交給別人！

孩子雖不是你的縮小版，但他獨特的天賦是由你的基因而來，他的生活習慣、思考模式、行為氣質是由你的陪伴、教養中一層層像積木般堆疊出來的，他說話有你的口音，他做事有你的影子，這些都是要長久陪伴才會有的。3 歲時你們一起散步會唱著同一條兒歌，5 歲的他會學著你用叉子頂著湯匙優雅地吃著義大利麵，10 歲時他會用和你一樣的口氣批評著某個同學亂花錢或不尊敬長輩，20 歲時他在做人生重大抉擇時，他會想起你曾經告訴過他的話。

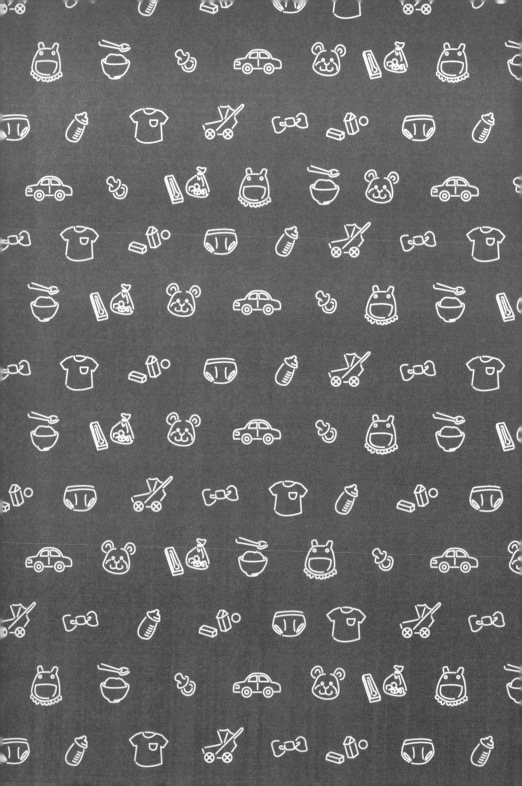

| 營養素 | 功用 | 食物來源 |
|---|---|---|
| 蛋白質 | · 維持人體生長發育，構成及修補細胞、組織之主要材料<br>· 調節生理機能<br>· 供給熱能 | 奶類、肉類、蛋類、魚類、豆類及豆製品、內臟類、全穀類等。 |
| 脂肪 | · 供給熱能<br>· 幫助脂溶性維生素的吸收與利用<br>· 增加食物美味及飽腹感 | 玉米油、大豆油、花生油、豬油、牛油、奶油、人造奶油、麻油等。 |
| 醣類 | · 供給熱能<br>· 節省蛋白質的功能<br>· 幫助脂肪在體內代謝<br>· 形成人體內的物質<br>· 調節生理機能 | 米、飯、麵條、饅頭、玉米、馬鈴薯、蕃薯、芋頭、樹薯粉、甘蔗、蜂蜜、果醬等。 |

### 維生素

維生素又稱維他命，其中能溶解於脂肪者稱脂溶性維生素，能溶解於水者稱水溶性維生素。大多數不能從身體中製造，而必需從食物中攝取，其在身體中的作用，就好像機械中的潤滑油，茲將其功用及食物來源分述如下：

## 脂溶性維生素

| 營養素 | 功用 | 食物來源 |
|---|---|---|
| 維生素A | · 使眼睛適應光線之變化，維持在黑暗光線下的正常視力<br>· 保護表皮、黏膜使細菌不易侵害（增加抵抗傳染病的能力）<br>· 促進牙齒和骨骼的正常生長 | 肝、蛋黃、牛奶、牛油、人造奶油、黃綠色蔬菜及水果（如青江白菜、胡蘿蔔、菠菜、蕃茄、黃紅心蕃薯、木瓜、芒果等）、魚肝油。 |
| 維生素D | · 協助鈣、磷的吸收與運用<br>· 幫助骨骼和牙齒的正常發育<br>· 為神經、肌肉正常生理上所必須 | 魚肝油、蛋黃、牛油、魚類、肝、添加維生素D之鮮奶等。 |
| 維生素E | · 減少維生素A及多元不飽和脂肪酸的氧化，控制細胞氧化<br>· 維持動物生殖機能 | 穀類、米糠油、小麥胚芽油、棉子油、綠葉蔬菜、蛋黃、堅果類。 |
| 維生素K | · 構成凝血脢元所需的一種物質，可促進血液在傷口凝固，以免流血不止 | 綠葉蔬菜如菠菜、萵苣是維生素K最好的來源，蛋黃、肝臟亦含有少量。 |

| 水溶性維生素 | | |
|---|---|---|
| **營養素** | **功用** | **食物來源** |
| 維生素<br>B1 | · 增加食慾<br>· 促進胃腸蠕動及消化液的分泌<br>· 預防及治療腳氣病神經炎<br>· 促進動物生長<br>· 能量代謝的重要輔酶 | 胚芽米、麥芽、米糠、肝、瘦肉、酵母、豆類、蛋黃、魚卵、蔬菜等。 |
| 維生素<br>B2 | · 輔助細胞的氧化還原作用<br>· 防治眼血管沖血及嘴角裂痛 | 酵母、內臟類、牛奶、蛋類、花生、豆類、綠葉菜、瘦肉等。 |
| 維生素<br>B6 | · 為一種輔酶，幫助胺基酸之合成與分解<br>· 幫助色胺酸變成菸鹼酸 | 肉類、魚類、蔬菜類、酵母、麥芽、肝、腎、糙米、蛋、牛奶、豆類、花生等。 |
| 維生素<br>B12 | · 促進核酸之合成<br>· 對醣類和脂肪代謝有重要功用，病影響血液中麩基胺硫的濃度<br>· 治惡性貧血及惡性貧血神經系統的病症 | 肝、腎、瘦肉、乳、乳酪、蛋等。 |
| 菸鹼酸 | · 構成醣類分解過程中二種輔酶的主要成分，此輔酶主要作用為輸送氧<br>· 使皮膚健康，也有益於神經系統的健康 | 肝、酵母、糙米、全穀製品、瘦肉、蛋、魚類、乾豆類、綠葉蔬菜、牛奶等。 |
| 葉酸 | · 幫助血液的形成，可防治惡性貧血症<br>· 促成核酸及核蛋白合成 | 新鮮的綠色蔬菜、肝、腎、瘦肉等。 |
| 維生素<br>C | · 細胞間質的主要構成物質，使細胞間保持良好狀況<br>· 加速傷口之癒合<br>· 增加對傳染病的抵抗力 | 深綠及黃紅色蔬菜、水果（如青辣椒、蕃石榴、柑橘類、蕃茄、檸檬等）。 |
| 水 | · 人體的基本組成，為生長之基本物質與身體修護之用<br>· 促進食物消化和吸收作用<br>· 維持正常循環作用及排泄作用<br>· 調節體溫<br>· 滋潤各組織的表面，可減少器官間的摩擦<br>· 幫助維持體內電解質的平衡 | |

**礦物質**

營養上之主要礦物質有鈣、磷、鐵、銅、鉀、鈉、氟、碘、氯、硫、鎂、錳、鈷等，這些礦物質也就是食物燒成灰石的殘餘部分，又稱灰分。其在營養素裡所佔的份量雖很少，（醣類、脂肪、蛋白質、水和其他有關物質，佔人體體重 96%，礦物質佔 %4），但其重要性卻很大。

礦物質的一般功用：

- 構成身體細胞的原料：如構成骨骼、牙齒、肌肉、血球、神經之主要成分。
- 調節生理機能：如維持體液酸鹼平衡，調節滲透壓，心臟肌肉收縮，神經傳導等機能。

茲將常見礦物質的營養功用及食物來源分述如下

| 營養素 | 功用 | 食物來源 |
|---|---|---|
| 鈣 | · 構成骨骼和牙齒的主要成分<br>· 調節心跳及肌肉的收縮<br>· 使血液有凝結力<br>· 維持正常神經的感應性<br>· 活化酵素 | 奶類、魚類（連骨進食）、蛋類、深綠色蔬菜、豆類及豆類製品。 |
| 磷 | · 構成骨骼和牙齒的要素<br>· 促進脂肪與醣類的新陳代謝<br>· 體內的磷酸鹽具有緩衝作用，故能維持血液、體液的酸鹼平衡<br>· 是組織細胞核蛋白質的主要物質 | 家禽類、魚類、肉類、全穀類、乾果、牛奶、莢豆等。 |
| 鐵 | · 組成血紅素的主要元素<br>· 是體內部分酵素的組成元素 | 肝及內臟類、蛋黃、牛奶、瘦肉、貝類、海藻類、豆類、全穀類、葡萄乾、綠葉蔬菜等。 |
| 鉀鈉氯 | · 為細胞內、外液之重要陽離子，可維持體內水分之平衡集體液之滲透壓<br>· 保持 pH 值不變，使動物體內之血液、乳液及內分泌等之 pH 值保持常數<br>· 調節神經與肌肉的刺激感受性<br>· 鉀、鈉、氯三元素缺乏任何一種時，可使人生長停滯 | 鉀 -- 瘦肉、內臟、五穀類。<br>鈉 -- 奶類、蛋類、肉類。<br>氯 -- 奶類、蛋類、肉類。 |

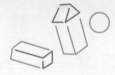

| 營養素 | 功用 | 食物來源 |
|---|---|---|
| 氟 | ・構成骨骼和牙齒之一種重要成分 | 海產類、骨質食物、菠菜 |
| 碘 | ・甲狀腺球蛋白的主要成分，以調節能量之新陳代謝 | 海產類、肉類、蛋、奶類、五穀類、綠葉蔬菜 |
| 銅 | ・銅與血紅素之造成有關可幫助鐵質之運用 | 肝臟、蚌肉、瘦肉、堅果類 |
| 鎂 | ・構成骨骼之主要成分<br>・調節生理機能，並為組成幾種肌肉酵素的成分 | 五穀類、堅果類、瘦肉、奶類、豆莢、綠葉蔬菜。 |
| 硫 | ・與蛋白質之代謝作用有關，為構成毛髮、軟骨、（肌腱）、胰島素等之必需成分。 | 蛋類、奶類、瘦肉類、豆莢類、堅果類 |
| 鈷 | ・是維生素 B12 的一種成分，也是造成紅血球的一種必要營養素 | 綠葉蔬菜（變化大，視土壤中鈷含量而定） |
| 錳 | ・對內分泌的活動，酵素的運用及磷酸鈣的新陳代謝有幫助。 | 小麥、糠皮、堅果、豆莢類、萵苣、鳳梨 |

資料來源：行政院衛生署

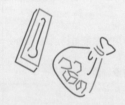

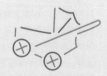

附錄篇　人體必須營養素解說

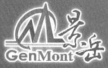
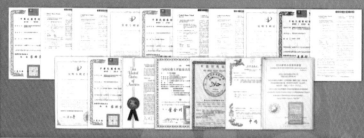
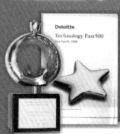
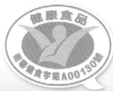
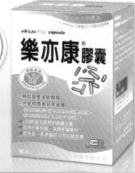

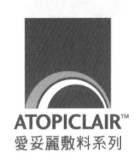

# ATOPICLAIR™
## 愛妥麗敷料系列

ATOPICLAIR™ 愛妥麗敷料含有多種關鍵成分，利用協同作用達到臨床效果，緩解異位性皮膚炎皮疹症狀。

ATOPICLAIR™ 愛妥麗敷料是一種保護皮脂膜之敷料，不含類固醇、香料及苯甲酸酯，經美國FDA及歐盟衛生機構認可按照指示使用，有助於異位性皮膚炎症狀的改善。

| | |
|---|---|
| **Calm**<br>舒緩 | 對抗不適感<br>☑甘草亭酸 |
| **Protect**<br>防護 | 透過強效的抗氧化成分，保護皮膚屏障<br>☑葡萄籽 ☑替美司坦 ☑維生素C和E |
| **Repair**<br>修復 | 補充重要的生理油脂和強效的保濕作用，修復皮膚屏障<br>☑玻尿酸 ☑乳木果油 |

ATOPICLAIR™ 愛妥麗敷料會在皮膚上形成保護膜，能有效降低表皮水分流失 (Trans-Epidermal Water Loss; TEWL)，幫助維持皮膚濕潤，**達到72小時長效保濕的效果**。除此之外，其他關鍵成分能協同達到表皮修復、保護與抗發炎的功效。

---

## 實驗證實

### 美國兒童醫學會期刊文章(2008年)

☑**3分鐘內**

迅速改善受損肌膚帶來的搔癢不適感

142位6個月到12歲患有輕到中度異位性皮膚炎的嬰幼兒及兒童，使用 ATOPICLAIR™ 愛妥麗敷料後，3分鐘內迅速改善受損肌膚帶來的搔癢不適感。

☑**90%以上**

不需使用外用類固醇紓解皮膚症狀

超過360位患有輕到中度異位性皮膚炎的大人及嬰幼兒，使用 ATOPICLAIR™ 愛妥麗敷料後，90%以上不需使用外用類固醇緩解皮膚症狀。

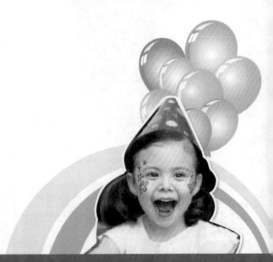

## 你知道嗎?

統計指出"家中有一位異位性皮膚炎的孩童,大人小孩都會少睡2.5小時,嚴重影響生活品質"異位性皮膚炎患者,平日肌膚照顧很重要!!!!

2012年**台灣兒童異位性皮膚炎診療**及**衛教指引手冊**指出

「異位性皮膚炎症狀管理不僅只需要皮膚的修復,更需要保護與抗發炎的多重效果,因此醫療等級的產品蘊育而生,此類產品擁有臨床證據支持其功效,在歐美國家也都有成熟的臨床經驗與市場經驗,例如:Atopiclair...」

# 天天愛妥麗
# 遠離擔憂

## 有效降低
**異位性皮膚炎**的**發作**(flare-up),**延長緩解期**(remission)
讓您及您的孩子 *more happy days*

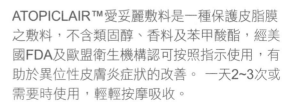

ATOPICLAIR™愛妥麗敷料是一種保護皮脂膜之敷料,不含類固醇、香料及苯甲酸酯,經美國FDA及歐盟衛生機構認可按照指示使用,有助於異位性皮膚炎症狀的改善。 一天2~3次或需要時使用,輕輕按摩吸收。

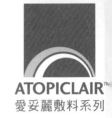

# ATOPICLAIR™
愛妥麗敷料系列

# 天天愛妥麗
# 遠離擔憂

醫療器材等級

## 短時間內
## 舒緩受損皮膚引起的乾燥
## 及肌膚不適

ATOPICLAIR™ 愛妥麗敷料安全，不含類固醇、針對受損皮膚引起不適的嬰幼兒及成年患者皆可長期使用。

臨床實驗證實，使用 ATOPICLAIR™ 愛妥麗敷料後短時間內，即改善其受損肌膚帶來的不適感。

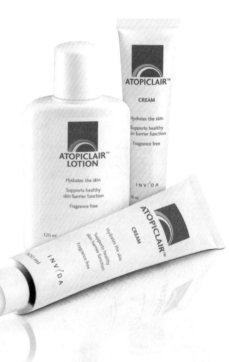

INVIDA

香港商英維達有限公司台灣分公司　Invida Holdings Pte Ltd.
106台北市大安區敦化南路二段65號17樓　Tel: (02) 27081863　Fax: (02) 27081893
消費者服務專線 0800-095-533　使用前詳閱說明書警語及注意事項
衛署醫器輸字第011230號　衛署醫器輸字第010605號

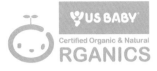
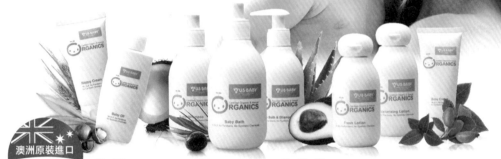

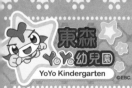

# 黃金十年 卓越教育計畫
# 培育全球未來菁英領袖

## Future Leaders' Education Program For The Golden Ten

孩子未來的競爭力除了知識力外，更要靠腦實力，3Q學苑打造腦實力金三角，從二歲開始，啟發孩子智能（IQ）、情緒智商（EQ）與創造力（CQ），提前為孩子奠定國小黃金六年卓越實力。

聯想力訓練 課業輔導學習
發想力訓練 CQ 語文菁英課程
3Q 教育地圖 IQ
行為素質教育 EQ 數理資優課程
專注力訓練 自主態度訓練

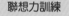

繽紛童年豐富的學習視野

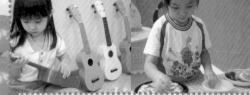

建構孩子成長的夢想之地

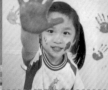

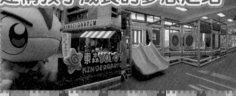

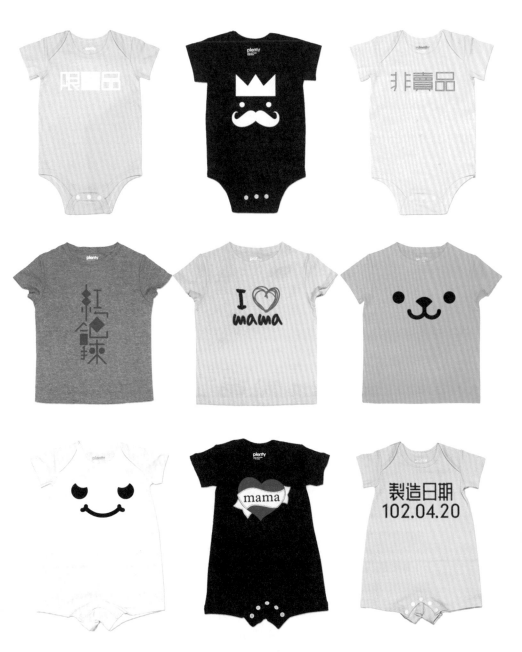

plenty®

www.plentycollection.com

# MamyPoko

滿意寶寶®

**瞬潔乾爽**®

陽光曬過般

# 最乾爽的第一次膚觸

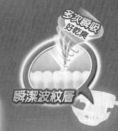

多次瞬吸
好乾爽

瞬潔波紋層

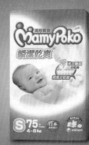

NB~XXL

NB/S 為日本原裝進口

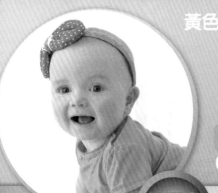

# 新手父母輕鬆育兒沒煩惱！
人氣小兒科醫師許登欽為你解答60個常見的育兒問題

作者：許登欽 醫師
發行人：陳韋竹
總編輯：嚴玉鳳
主編：董秉哲
編輯：蔡亞霖
封面設計、內頁排版：鄭兆廷
行銷企畫：陳映君、戴運佳、楊惠潔
法律顧問：志律法律事務所・吳志勇律師
出版：凱特文化創意股份有限公司
地址：新北市236土城區明德路二段149號2樓
電話：（02）2263-3878
傳真：（02）2263-3845
劃撥帳號：50026207凱特文化創意股份有限公司
讀者信箱：service.kate@gmail.com
凱特文化部落格：http://blog.pixnet.net/katebook
經銷：聯合發行股份有限公司
負責人：陳日陞
地址：新北市231新店區寶橋路235巷6弄6號2樓
電話：（02）2917-8022
傳真：（02）2915-6275
電話：（02）2917-8022
初版：2013年6月｜ISBN 978-986-5882-29-7
定價：新台幣300元

國家圖書館出版品預行編目(CIP)資料

新手父母輕鬆育兒沒煩惱!：人氣小兒科醫師許登欽
為你解答60個常見的育兒問題 / 許登欽著. -- 初版.
-- 新北市：凱特文化創意, 2013.06　面；　公分.
-- (iCARE；6)　ISBN 978-986-5882-29-7(平裝)

1.育兒 2.問題集

417.5022　　　　　　　102010371

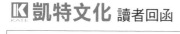 **凱特文化** 讀者回函

敬愛的讀者您好：
感謝您購買本書，只要填妥此卡於2013年7月30日前寄
回凱特文化出版社，即有機會獲得由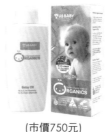
提供的優生嬰兒柔潤護膚油

(市價750元)

• 活動說明：即日起至2013年7月30日止寄回本卡，郵戳為憑，得獎名單將於8月5日公布於凱特
　　　　　　文化部落格和FACEBOOK

• 特別感謝：商品提供 **US BABY**

您所購買的書名：
新手父母輕鬆育兒沒煩惱！人氣小兒科醫師許登欽為你解答60個常見的育兒問題
姓名：＿＿＿＿＿＿＿＿＿＿＿＿性別：□男□女

出生日期：＿＿＿＿年＿＿＿＿月＿＿＿＿日　年齡：＿＿＿＿＿＿＿　電話：＿＿＿＿＿＿＿＿＿＿＿＿

地址：＿＿＿＿＿＿＿＿＿＿＿＿＿＿＿＿＿＿＿＿＿＿＿＿＿＿＿＿＿＿＿＿＿＿＿＿＿＿＿＿＿＿＿＿

E-mail：＿＿＿＿＿＿＿＿＿＿＿＿＿＿＿　Facebook：＿＿＿＿＿＿＿＿＿＿＿＿＿＿＿＿＿＿

＿＿＿ 學歷：1.高中及高中以下 2.專科與大學 3.研究所以上

＿＿＿ 職業：1.學生 2.軍警公教 3.商 4.服務業 5.資訊業 6.傳播業 7.自由業 8.其他

＿＿＿ 您從何處獲知本書：1.報紙廣告　2.電視廣告　3.雜誌廣告　4.新聞報導　5.親友介紹　6.公
　　　　　　　　　　　　車廣告　7.廣播節目　8.廣告回函　9.逛書店　10.書訊　11.其他

＿＿＿ 您從何處購買本書：1.金石堂 2.誠品 3.博客來 4.其他

＿＿＿ 閱讀興趣：1.財經企管　2.心理勵志　3.教育學習　4.社會人文　5.自然科學　6.音樂藝術
　　　　　　　　7.養身保健　8.學術評論　9.文化研究　10.文學　11.傳記　12.小說　13.漫畫

請寫下你對本書的建議：＿＿＿＿＿＿＿＿＿＿＿＿＿＿＿＿＿＿＿＿＿＿＿＿＿＿＿＿＿＿＿＿＿
＿＿＿＿＿＿＿＿＿＿＿＿＿＿＿＿＿＿＿＿＿＿＿＿＿＿＿＿＿＿＿＿＿＿＿＿＿＿＿＿＿＿＿＿
＿＿＿＿＿＿＿＿＿＿＿＿＿＿＿＿＿＿＿＿＿＿＿＿＿＿＿＿＿＿＿＿＿＿＿＿＿＿＿＿＿＿＿＿
＿＿＿＿＿＿＿＿＿＿＿＿＿＿＿＿＿＿＿＿＿＿＿＿＿＿＿＿＿＿＿＿＿＿＿＿＿＿＿＿＿＿＿＿

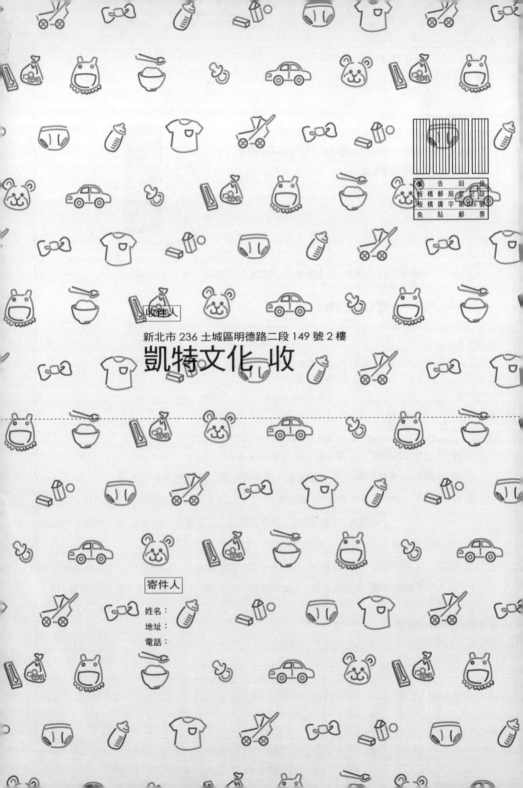

收件人

新北市 236 土城區明德路二段 149 號 2 樓

凱特文化　收

寄件人

姓名：

地址：

電話：